Monika Dreiner

Trauma verstehen und bewältigen

verstehen lernen

Monika Dreiner

# Trauma verstehen und bewältigen

## Hilfe für Betroffene und Angehörige

Psychosozial-Verlag

Bibliografische Information der Deutschen Nationalbibliothek
Die Deutsche Nationalbibliothek verzeichnet diese Publikation
in der Deutschen Nationalbibliografie; detaillierte bibliografische Daten
sind im Internet über http://dnb.d-nb.de abrufbar.

Originalausgabe

E-Mail: info@psychosozial-verlag.de
www.psychosozial-verlag.de

Umschlagabbildung: Yatsuhashi-Brücke im japanischen Garten
© iStock.com/Dmitriy Osiyev
Umschlaggestaltung & Innenlayout nach Entwürfen
von Hanspeter Ludwig, Wetzlar
Satz: metiTec-Software, me-ti GmbH, Berlin, www.me-ti.de
ISBN 978-3-8379-3010-8 (Print)
ISBN 978-3-8379-7716-5 (E-Book-PDF)

# Inhalt

# Einleitung

Seit einigen Jahren nimmt das Thema Psychotrauma oder psychisches Trauma bei Betroffenen und Helfenden immer größeren Raum ein. Ein Psychotrauma ist eine lebensbedrohliche seelische Verletzung. Mit diesem Ratgeber möchte ich das Wissen zur Verfügung stellen, das Betroffene und Interessierte benötigen, um die Folgen von Traumatisierungen zu verstehen und entsprechend handeln zu können.

Erleidet ein Mensch ein psychisches Trauma, beeinflusst das in der Folge den gesamten Lebensalltag. Dies spüren nicht nur diejenigen, die das Trauma selbst erlebt haben, sondern auch die Menschen im Lebensumfeld. Familie, Freunde, Kollegen bemerken Veränderungen, auch wenn sie vom Trauma selbst gar nicht unmittelbar betroffen sind. Das Trauma steckt irgendwie an.

Diese Art der Ansteckung kennt man von außerordentlich schönen Erlebnissen oder Erfahrungen, dazu gehören zum Beispiel die Geburt eines Kindes, die sechs Richtigen im Lotto und vieles mehr. Während wir uns in diesen Situationen mit den Gewinnern freuen können, leiden wir tatsächlich mit, wenn ein nahestehender Mensch traumatisiert worden ist. Betroffene verhalten sich nicht wie gewohnt, sie scheinen abwesend oder schnell irritierbar zu sein, machen Dinge, die man nicht einordnen kann.

In diesem Ratgeber beschäftige ich mich im Wesentlichen mit dem sogenannten Mono- oder Schocktrauma, einer einzelnen traumatisierenden Erfahrung. Der Aufbau der einzelnen Kapitel orientiert sich am Verarbeitungsverlauf traumatisierender Erfahrungen. Ausführliche Informationen und kurze Zusammenfassungen in den einzelnen Kapiteln begleiten Sie durch die Texte, sodass es möglich ist, Kapitel auch einzeln und unabhängig voneinander zu lesen.

Im ersten Kapitel geht es um die Zusammenarbeit von Körper und Seele. Für das Verständnis von Traumafolgen werden notwendige Grundkenntnisse des Gehirns und seiner Funktionen unter normalen Bedingungen vermittelt. Im zweiten Kapitel sind die Auswirkungen beschrieben, die traumatisierende Erfahrungen auf das Gehirn haben. Einen größeren Raum nehmen im dritten Kapitel die Ausführungen zur Bewältigung von Traumafolgen ein. Der natürliche Verarbeitungsprozess in drei Phasen sowie die sich daraus ergebenden Probleme werden aufgezeigt. Sie erfahren, was für Betroffene hilfreich sein kann und was den Verarbeitungsprozess erschwert.

Im vierten Kapitel wird die Ansteckungsgefahr durch Traumata erläutert. Sie finden Hinweise, worauf Helfende achten sollten, um tatkräftige Unterstützung leisten zu können, ohne selbst dabei Schaden zu nehmen.

Den Kern des Ratgebers stellt das fünfte Kapitel dar. Anhand des natürlichen Bewältigungsverlaufs werden für die einzelnen Phasen und Diagnosen sowohl die Probleme und die Symptomatik beschrieben als auch das, was hilfreich ist und was eher schadet. Im fünften Kapitel wird eine kurze Zusammenfassung zum Thema der komplexen Traumatisierungen gegeben. Diese wiederholten oder sehr früh erlittenen Traumatisierungen sind in ihren Folgen derart tief greifend, dass eine professionelle Unterstützung notwendig ist. Dennoch unterscheiden sich das Verständnis und die Grundregeln für Unterstützende nicht von denen der einfachen Traumata.

Im sechsten Kapitel sind Hinweise auf professionelle Unterstützungsmöglichkeiten angeführt.

Abschließend wird im letzten Kapitel am Beispiel eines Monotraumas aufgezeigt, wie sich die Bewältigung im Verlauf darstellen kann. Dennoch muss beachtet werden, dass bei aller Regelhaftigkeit der Bewältigungsstrategien jeder Mensch seine individuelle Weise hat, traumatisierende Erfahrungen in seine Lebensgeschichte zu integrieren.

**Wichtig für Betroffene**

So wichtig und hilfreich es auch ist, sich gut zu informieren, Traumatisierungen haben ihre eigene Dynamik. Es kann sein, dass Sie durch das Lesen wieder verstärkt an das Trauma erinnert werden und Unruhe verspüren oder Sie plötzlich erneut Gedanken, Bilder und Gefühle von Hilflosigkeit erleben.

Gönnen Sie sich eine Pause und lesen Sie erst dann weiter, wenn Sie sich wieder stabiler fühlen. Sie können den Ratgeber auch in mehreren Etappen lesen. Wichtig ist, dass Sie sich immer nur so viel zumuten, wie es im jeweiligen Augenblick für Sie zuträglich ist.

**Wichtig für Helfer[1]**

Helfen heißt oft nicht mehr, als anwesend und da zu sein, seine Zeit zur Verfügung zu stellen, einfach nur zuzuhören und keine Ratschläge zu geben. Die Ansteckung durch die Traumatisierung kann dazu führen, dass Sie beginnen, irgendetwas zu tun, von dem Sie glauben, es könne für den Betroffenen hilfreich sein. Dadurch laufen Sie Gefahr, den Betroffenen zu bevormunden und hilflos zu machen. Andererseits gibt es Situationen, in denen Betroffene Ihre tatkräftige Unterstützung benötigen. Das kann die Begleitung zum Arzt sein, das Übernehmen des Einkaufs, vor allem in der Schockphase. Manchmal ist auch ein gemeinsamer Spaziergang, eine Begleitung an den Ort des Geschehens hilfreich.

1 Aus Gründen besserer Lesbarkeit wird im gesamten Buch auf eine gegenderte Schreibweise verzichtet und nur die maskuline Form verwendet. An dieser Stelle wird ausdrücklich darauf hingewiesen, dass immer alle Geschlechter angesprochen sind.

# I Das Zusammenwirken von Körper und Seele

Auch wenn wir von einem *psychischen Trauma* sprechen, ist hiervon nicht nur die Psyche, sondern der ganze Mensch betroffen. Die Auswirkungen zeigen sich in körperlichen Reaktionen, Gedächtnisfunktionen und auch im Verhalten. Bei einer hilfreichen Unterstützung von traumatisierten Betroffenen sollte dies immer berücksichtigt werden.

Um die Komplexität ein wenig zu entzerren und überschaubarer zu machen, ist es notwendig und sinnvoll, zunächst zu verstehen, wie Körper und Psyche unter normalen Bedingungen zusammenarbeiten. An dieser Stelle beschränken wir uns allerdings auf jene Bereiche, die für das Verständnis von Traumafolgen hilfreich sind. Wenn man weiß, wie der Organismus unter normalen Bedingungen funktioniert, sind auch die Folgen von Belastungen für das System und die damit einhergehenden veränderten Abläufe besser vorstellbar.

## Normale körperliche Reaktionen bei der Bewältigung von Erfahrungen

Aus biologischer Perspektive ist das Gehirn Wahrnehmungs- und Steuerungsorgan. Seine zahlreichen und komplexen Funktionen sind für die Bewältigung unseres Lebensalltags sehr bedeutsam. Zum Verständnis dieser normalen Bewältigungsreaktionen reicht es allerdings nicht, sich lediglich einzelne Funktionen anzuschauen. Nur mit einer ganzheitlichen Sicht auf den Menschen können wir versuchen, das Zusammenspiel von Körper, Seele und sozialer Lebenswelt zu erfassen und zu verstehen. Wir sprechen von bio-psycho-sozialer Gesundheit.

Das, was wir fühlen, denken, erfahren, wie wir Beziehungen zu anderen Menschen erleben, all das muss übersetzt werden in die Sprache des Nervensystems. Es geht dabei um den Aufbau von neuen Nervenverbindungen und um Nervenimpulse (die »Sprache« der Nerven), die über Botenstoffe weitergeleitet werden. Unsere Erfahrungen schaffen sich so das entsprechende individuelle Gehirn. Diese Verzahnung zwischen den biologischen Funktionen des Gehirns und dem Erleben und Verhalten des Menschen in seinen Beziehungen zu anderen Menschen (Partner, Familie, Arbeitskollegen etc.) spielt auch im Verständnis von Trauma und Belastungen eine große Rolle.

In diesem Zusammenhang wird gerne auf das Bild des Orchesters zurückgegriffen. Die Melodie eines einzelnen Musikinstrumentes erhält ihre Bedeutung und ihren Wohlklang erst im Zusammenspiel mit allen anderen Orchestermitgliedern und dem Dirigenten, der Einsatz, Lautstärke, Tempo etc. vorgibt und moduliert.

Im Folgenden wird zunächst der Aufbau des Gehirns beschrieben. Anschließend werden die wichtigen Aspekte des Zusammenspiels aufgezeigt, die für das Verständnis von Traumafolgen bedeutsam sind.

Das Gehirn ist unterteilt in bestimmte Funktionsbereiche, die jeweils besondere Aufgaben übernehmen. Es gibt zum Beispiel spezielle Bereiche, die Bewegungen anstoßen und steuern (der motorische Kortex), andere Bereiche (das Kleinhirn) koordinieren diese Bewegungen, wenn wir zum Beispiel nach einem Glas greifen wollen. Wieder andere Bereiche organisieren, dass der Verdauungsvorgang oder die Atmung ohne unser bewusstes Zutun funktioniert.

Diese Funktionsbereiche, die unsere Lebensgestaltung ermöglichen, arbeiten jedoch nicht isoliert voneinander. Sie sind über Nervenfasern miteinander verbunden, können sich über Botenstoffe (Transmitter) verständigen. Erst das Zusammenspiel dieser Arbeits- oder Funktionsbereiche des gesamten Netzwerkes des Gehirnes macht es uns möglich, zum Beispiel aus Erfahrungen zu lernen, schöne Erinnerungen aus dem Gedächtnis abzurufen und auch das kleine und große Einmaleins zu lernen.

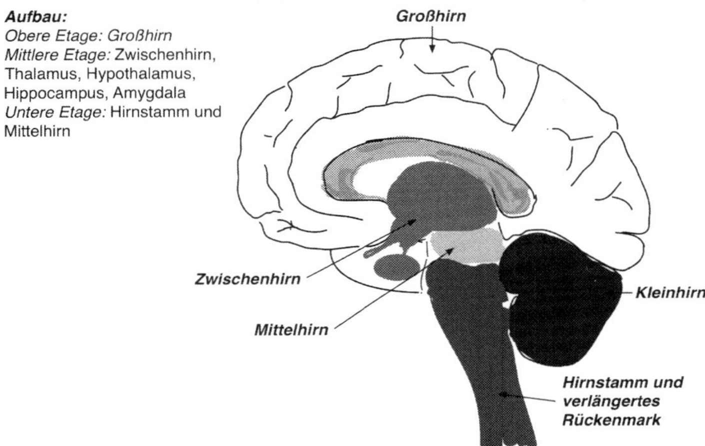


Abbildung 1: Schematische Darstellung des dreigliedrigen Gehirnes

## Aufbau und Funktion des Gehirns

Betrachtet man ein menschliches Gehirn von außen, sieht man zunächst eine rechte und eine linke Hirnhälfte, die beiden Hemisphären. Diese beiden Hirnhälften sind über Nervenfasern (Balken oder Corpus callosum) in der Tiefe miteinander verbunden. Wir unterscheiden weiter drei wichtige Etagen des Gehirns, und zwar

- Hirnstamm und Mittelhirn,
- Zwischenhirn und
- Großhirn, das die beiden Bereiche von außen umschließt (Abb. 1).

Jeder Bereich erfüllt unterschiedliche Aufgaben und kann mit anderen Bereichen kommunizieren. Das Kleinhirn liegt am Hinterhaupt unterhalb des Großhirns und ist ebenfalls mit dem Großhirn verbunden.

Abbildung 1 zeigt, wie die verschiedenen Etagen aufeinander aufbauen: die untere entwicklungsgeschichtlich ältere Etage mit Hirnstamm und Mittelhirn mit den lebenswichtigen Funktionen, die mittlere Etage, in der auch die Verarbeitung von Gefühlen eine Rolle spielt, und das Großhirn als entwicklungsgeschichtlich spätere jüngere Struktur mit den verschiedenen anspruchsvollen Aufgaben.

## Die untere Etage: Hirnstamm und Mittelhirn

Der Hirnstamm, oft als Reptiliengehirn bezeichnet, ist für überlebenswichtige Funktionen zuständig. Dieser Bereich grenzt nach unten an das Rückenmark. Hier werden Atmung, Herz und Kreislauf, Schlaf-Wach-Rhythmus, Schlucken, die Spannung der Muskulatur und ein Teil der Schmerzverarbeitung organisiert – all jene Reaktionen, die unbewusst und nahezu automatisch (vegetativ) ablaufen. Wir können diese Funktionen nicht so bewusst beeinflussen, wie zum Beispiel das Heben des linken Armes. Das ergibt Sinn, denn diese automatischen Reaktionen sind für die Aufrechterhaltung der lebenswichtigen körperlichen Funktionen existenziell notwendig. Werden die Aufgaben nicht erfüllt, sterben wir.

## Die mittlere Etage: das Zwischenhirn

Das Zwischenhirn schließt sich auf der nächsten Arbeitsebene an. In diesem Gehirnbereich befinden sich Strukturen oder Funktionseinheiten, die auch für die Bewältigung von seelischen Traumata von Bedeutung sind: der Thalamus und der Hypothalamus, der Hippocampus (Seepferdchen) und die Amygdala (Mandelkern).

Der Thalamus – auch »Tor zum Bewusstsein« genannt – ist quasi die Eingangstür für alle Sinnesinformationen, die wir sowohl aus der Außenwelt als auch aus unserem Körper erhalten. Was wir sehen, riechen, schmecken, hören, fühlen und was an Rückmeldungen aus unserem Körperinnern (z. B. Darmbewegungen beim Verdauungsprozess) den Thalamus erreicht, wird von dort weitergeleitet an die Strukturen, die für die weiteren Verarbeitungsschritte zuständig sind.

Der Thalamus hat in etwa die Funktion einer guten Rezeption in einem Hotel: Er ist Anlaufstelle für die Gäste von außen, das Zimmermädchen, den Hauselektriker oder die Verwaltung aus den eigenen Reihen.

Der Hypothalamus besteht aus zwei Teilen: Ein Teil steuert bzw. reguliert vegetative Funktionen (Durst, Hunger, lebenswichtige Funktionen), der andere Teil produziert Hormone. Diese Hormone steuern wiederum weitere Körperfunktionen, indem sie die Ausschüttung von nachgeordneten Hormonen hemmen oder fördern. Ein wichtiges Erfolgsorgan – das Organ, an dem sich die Wirkung des Hormons entfaltet – ist die Hirnanhangsdrüse, die Hypophyse, die zur sogenannten Stressachse zählt.

### *Stresssystem und Immunsystem*

Mit dem Begriff der Stressachse (Hypothalamus – Hypophyse – Nebennierenrinde) und dem sympathischen Nervensystem (sympathisch-adrenomedulläres System oder SAM; Ausschüttung von Adrenalin und Noradrenalin) werden Funktionen beschrieben, die im Körper nach festgelegten Regeln ablaufen können. Gerät ein Mensch in eine belastende, stressige Situation (z.B. Prüfung, Straßenverkehr, Beruf), wird der Körper darauf vorbereitet, diese Stresssituation gut zu bewältigen. Dazu wird dem Organismus unter anderem die Energie bereitgestellt, die er benötigt, um die Belastung zu managen. Die Energie – in Form von Zucker – gewinnt der Körper unter anderem mithilfe des Hormons Cortisol. Eine funktionierende Stressachse sorgt dafür, dass der Organismus genügend Cortisol produziert, um sich an die neue stressende Situation anzupassen und sie so zu lösen.

Um die bereitgestellte Energie nutzen zu können, wird die Durchblutung zum Beispiel der Muskulatur verbessert, wir können uns rasch bewegen und aufmerksamer sein. Das macht der Körper, indem er Adrenalin und Noradrenalin ausschüttet. Jetzt ist der Mensch bereit, die Anspannung einer Prüfung zu bewältigen oder einen Schritt schneller zu gehen, um die Straßenbahn noch zu erreichen.

Man kann sich das System vorstellen, wie das Heizen eines Hauses. Es muss Brennstoff vorhanden sein, um warmes Wasser zu erzeugen, und das warme Wasser muss in alle Heizkörper gelangen können. Dafür werden zuerst die Ventile zu den Heizkörpern geöffnet, dann wird der Brenner mit einer ordentlichen Menge Brennstoff versorgt, der das Wasser aufheizt. Das heiße Wasser fließt schließlich in die Heizkörper und schafft eine angenehme Raumtemperatur.

Die Bereitstellungsreaktion bei angemessenem Stress sieht dagegen so aus: Der Hypothalamus schüttet einen Botenstoff (CRH = Corticotropin-Releasing-Hormon = »Starthormon«) aus. Dieser Botenstoff erreicht die Hypophyse und bewirkt, dass hier ein weiterer Botenstoff (ACTH = Adrenocorticotropes Hormon) ausgeschüttet wird, der in die Nebennierenrinde weitergeleitet wird. Dadurch wird die Nebennierenrinde veranlasst, Cortisol freizusetzen.

Im Bereich des Mittelhirns befindet sich eine Struktur (Locus caeruleus), die für die Ausschüttung von Noradrenalin und Adrenalin als Nervenbotenstoff (Neurotransmitter) aus dem Nebennierenmark (als Stresshormon) zuständig ist.

Die sogenannten Stresshormone sorgen dafür, dass der Organismus die Energie bereitgestellt bekommt, die er braucht, um anstehende Aufgaben zu erfüllen. Der Blutdruck steigt etwas an, die Herzfrequenz erhöht sich, die Aufmerksamkeit wird verbessert, die Skelettmuskulatur wird gut durchblutet, die Sauerstoffversorgung der Organe wird gesteigert. Unter diesen Bedingungen wird die Reaktionsbereitschaft deutlich verbessert.

Cortisol, Noradrenalin und Adrenalin haben zudem Einfluss auf das Immunsystem. Die Stresshormone sind wichtig für die Abwehr von Entzündungsprozessen im Körper.

### *Der Hippocampus*

Der Hippocampus wird der Hirnrinde, dem Kortex, zugerechnet. Er ist eine wichtige Schaltstelle im limbischen System. Das limbische System unterstützt die Verarbeitung von Gefühlen und reguliert das vegetative oder autonome Nervensystem. Es stellt eine Art Schnittstelle zwischen entwicklungsgeschichtlich älteren Hirnstrukturen und dem Kortex, der Hirnrinde, dar (Braus, 2004).

Für das Verstehen von Stresssituationen – wie zum Beispiel einem psychischen Trauma – nimmt der Hippocampus eine wichtige Position ein. Dieser Bereich ist der Organisator des episodischen oder autobiografischen Gedächtnisses. Die Nervenverbindungen zwischen Hippocampus und dem Arbeitsspeicher des Gedächtnisses ermöglichen es, dass hier Erinnerungen an Ereignisse des persönlichen Lebens organisiert werden können.

Informationstechnisch geht man davon aus, dass im Arbeitsspeicher die Informationen des Kurzeitgedächtnisses weiterverarbeitet und gegebenenfalls in das Langzeitgedächtnis eingespeichert werden. Außerdem hat der Hippocampus Einfluss auf die Steuerung von Bewegungen. Auf diesem Weg kann das Verhalten beeinflusst werden.

### *Die Amygdala*

Die Amygdala oder der Mandelkern zählt – wie der Hippocampus – zum limbischen System. In der Amygdala laufen die Informationen von allen Sinnesorganen zusammen. Die Aufgabe dieser Zellstruktur besteht darin, möglichst rasch zu erkennen, ob das, was wir erleben, positiv, bedrohlich oder sogar gefährlich ist. Je nachdem wird die Information zur Abspeicherung an den Kortex, den Hippocampus und andere Bereiche weitergeleitet oder auch nicht.

Der Mandelkern ist über Nervenfasern mit dem Hippocampus verbunden. Über diese Verbindung steuert der Mandelkern im Falle einer Bedrohung die Ausschüttung der Stresshormone mit. Auf diese Weise wird dafür gesorgt, dass die körperlichen Stressreaktionen wie Zittern, Schwitzen etc. eingeleitet werden. Die Amygdala ist Teil des emotionalen Gedächtnisses.

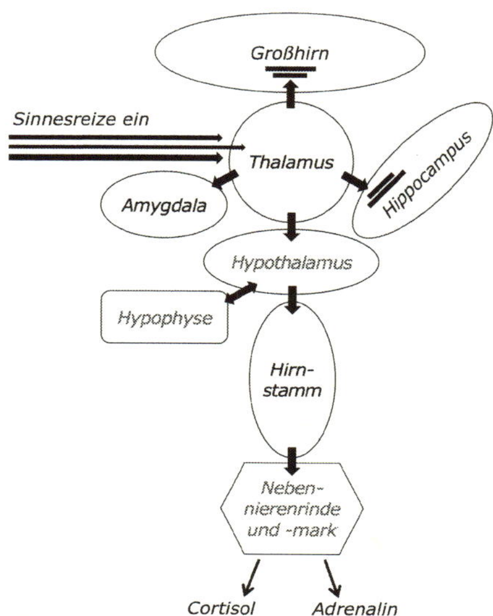


Abbildung 2: Die Stressachse

Eine als bedrohlich eingestufte Information kann später nicht gezielt erinnert werden, sie bleibt quasi im Körper als dem sogenannten Körpergedächtnis gespeichert. Auslösereize, sogenannte Trigger, aktivieren über die Ausschüttung der Stresshormone die im Körper festgehaltenen Erfahrungen. In der Umgangssprache findet sich dies in der Formulierung: »Das steckt mir in den Knochen.«

Die sogenannte Stressachse beschreibt, wie die Ausschüttung der Stresshormone abläuft. Der Hypothalamus als Messstation und Mittler zwischen Nervensystem und Hormonsystem informiert die Hypophyse oder Hirnanhangsdrüse, die Stresshormonproduktion in den Nebennieren einzuleiten. Diese Information nutzt die Nebenniere, um Stresshormone zu produzieren und in die Blutbahn freizusetzen. Funktioniert der Regelkreis gut, kann der Körper sich auf diese Weise an veränderte Situationen anpassen (Abb. 2).

## Die obere Etage: Das Großhirn

Das Großhirn besteht aus zwei Hälften, den Hemisphären, die zwar beide verschiedene Aufgaben erfüllen, sich jedoch ergänzen. Die rechte Hemisphäre verarbeitet eher emotionale und bildhafte Eindrücke. Sie überwacht lebenswichtige »vitale Funktionen, die das Überleben unterstützen und den Organismus in die Lage versetzen, mit Stress und Veränderungen umzugehen« (Wittling & Schweiger, 1993, zit. n. Schore, 2007). Zudem spielt sie eine bedeutende Rolle bei der Verarbeitung von aktuellen Erlebnissen. Das heißt, aktuelle Erlebnisse werden mit Erfahrungen der Vergangenheit verglichen. Es wird geprüft, was damals für die Bewältigung der Situation hilfreich war. Durch diesen Abgleich können wir auf vertraute und erprobte Verhaltensweisen zurückgreifen und uns so an neue Situationen anpassen.

Die linke Hemisphäre ist aktiv, wenn es um die Verarbeitung von Details geht. Sie sorgt dafür, dass Bewegung, Sprechen, Denken, Vorstellen, Planen und Entscheiden möglich wird.

Das Gehirn als Ganzes lässt uns Gefühle wahrnehmen, verarbeiten und in unsere Lebensgeschichte integrieren. Und schließlich ist das Großhirn auch daran beteiligt, dass wir über ein Gedächtnis verfügen, Erfahrungen speichern und abrufen können.

## Das Gedächtnis

Das Gedächtnis ist kein Speicher, wie eine Festplatte, oder ein Raum oder ein Gefäß, das an einem bestimmten Ort zu finden wäre. Verschiedene Bereiche im Gehirn wirken zusammen und ermöglichen, dass wir Erfahrungen einspeichern und wieder abrufen können. Damit dies gelingt, müssen die Erlebnisse, die Informationen, in die Sprache des Gehirns übersetzt werden. Erst danach können sie weiterverarbeitet und abgespeichert werden.

Wir unterscheiden das Kurzzeitgedächtnis vom Langzeitgedächtnis. Letzteres wird in fünf Gedächtnissysteme eingeteilt

(Markowitsch, 2006, S. 80). Für die Verarbeitung von traumatischen Erfahrungen spielt vor allem das sogenannte *implizite Gedächtnis* eine Rolle.

Das implizite Gedächtnis speichert unbewusste Gedächtnisinhalte ab. Hierzu gehören zum Beispiel Gefühle, schlechte Erfahrungen und körperliche Eindrücke. Inhalte, die implizit abgespeichert sind, können wir uns nicht bewusst in Erinnerung rufen. Diese Erinnerungen berühren uns, zum Beispiel wenn wir ein Foto mit einer fröhlichen Situation betrachten oder wenn wir bei einer mit trauriger Musik hinterlegten Filmszene mitweinen.

Im *expliziten Gedächtnis* sind Fakten und Ereignisse bewusst abgelegt. Diese Gedächtnisinhalte können wir bewusst abrufen (= erinnern). Wir erinnern englische Vokabeln und mathematische Formeln, können uns zum Beispiel bewusst an den ersten Schultag oder die Geburt des ersten Kindes erinnern.

Beim Einspeichern von Wissen und Erfahrungen muss das gesamte Gedächtnisnetzwerk aktiv sein (Braus, 2004, S. 30). Alle Nervenzellen, die zu diesem Netzwerk gehören, müssen quasi auf Empfang stehen. Das geschieht über die Botenstoffe oder Transmitter, die von den Enden der Nervenzellen, den Synapsen, nahezu gleichzeitig ausgeschüttet werden.

Beim Einspeichern knüpft das Gehirn an bereits gemachte Erfahrungen an und verlängert oder ergänzt diese. Man kann es sich in etwa so vorstellen, dass das Gehirn einen Abgleich vornimmt: Gab es schon einmal eine ähnliche Erfahrung? Wenn ja, wird diese ergänzt. Zum Beispiel könnte es um die Erfahrung gehen, dass man auf eine Autoritätsperson zu hören hat. In diesem Fall könnte die Erfahrung gewesen sein: Wenn ich nicht auf das höre, was meine Eltern sagen, gibt es Ärger. Ähnliches gilt für die Schule: Wenn ich nicht auf die Lehrer höre und meine Hausaufgaben mache, bekomme ich auch Ärger. Das Gedächtnis befindet sich quasi in einem ständigen An- und Umbauprozess.

Im Laufe des Lebens nutzen wir positive und negative Erfahrungen, um anstehende Aufgaben zu bewältigen. Dabei bauen wir unbemerkt einen Schatz an Lebenserfahrungen auf. Auf diesen Schatz greifen wir zurück, um uns an fröhliche und zufriedene Situationen der Vergangenheit zu erinnern. Wir nutzen die Erfahrungen auch, um in konflikthaften Situationen auf funktionierende Strategien zurückzugreifen. Auf diese Weise entwickeln wir unsere Persönlichkeit (Abb. 3).

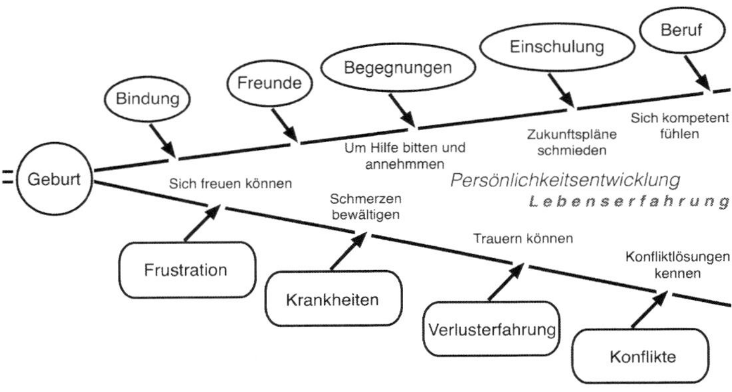


Abbildung 3: Integration von Erfahrungen

## Auf einen Blick

Eine traumatische Erfahrung betrifft Körper und Seele. Zum besseren Verständnis gebe ich daher an dieser Stelle zunächst einen kurzen Überblick über den komplexen Aufbau des Gehirns und die »normalen« Körper- bzw. Gehirnfunktionen bei der Verarbeitung von Erfahrungen:

- Es gibt Funktionsbereiche und Areale, die bestimmte Funktionen übernehmen, zum Beispiel ist die Sehrinde für die Verarbeitung von optischen Reizen, der motorische Kortex für die Initiierung von Bewegungen der Muskulatur, der somatosensorische Kortex für die Verarbeitung von haptischen Reizen zuständig.

- Alle Bereiche im Gehirn sind über Nervenfasern miteinander verbunden wie bei einem Netzwerk.
- Alle Bereiche im Gehirn können sich auch über chemische Botenstoffe verständigen.
- Gefühle, Denken, Erfahrungen werden in Nervenimpulse übersetzt.
- Das Gehirn gestaltet sich selbst über die Erfahrungen, die es verarbeitend integriert.
- Das Gehirn besteht aus Etagen:
  - die *untere Etage:* Organisation und Regulation des körperlichen Überlebens (Atmung, Herz-Kreislauf-System, Schlaf-Wachrhythmus)
  - die *mittlere Etage:* Verarbeitung aller Gefühle; System zur Bewältigung von Belastungen und Stress (Stressachse); Organisation des persönlichen Gedächtnisses
  - die *obere Etage:* Verarbeitung des aktuellen Erlebens; Integration von Erfahrungen ins persönliche Gedächtnis; Unterstützung beim Sprechen, planvollen Handeln, Entscheiden und Denken
- Das Gedächtnis besteht aus zwei Bereichen:
  - Das *implizite Gedächtnis:* Speicherung von unbewussten Inhalten wie Gefühle und Körperempfindungen. Diese Gedächtnisinhalte sind nicht erinnerbar, aber erlebbar.
  - Das *explizite Gedächtnis:* Speicherung unter anderem von Wissen und Fakten. Diese Gedächtnisinhalte sind bewusst abrufbar und erinnerbar.

Unter sogenannten Alltagsbedingungen, die wir nicht als bedrohlich erleben, arbeiten alle Etagen des Gehirns zusammen. Gemeinsam sorgen sie dafür, dass wir uns mindestens hinreichend wohlfühlen. Unter dieser Voraussetzung können wir zum einen aus Erfahrungen lernen, zum anderen neue Erfahrungen sammeln, ohne dass uns Ängste daran hindern. In schwierigen Situationen sind wir zudem in der Lage, unser Wissen als Ressource zu nutzen.

# II Der Einfluss von traumatischen Erfahrungen auf den ganzen Menschen

Eine traumatische Erfahrung beeinflusst Körper und Psyche nachhaltig. Sowohl bei der Selbsthilfe als auch der Unterstützung durch Freunde oder professionelle Helfer (Berater oder Therapeuten) müssen beide Anteile berücksichtigt werden. Durchlebt ein Mensch ein psychisches Trauma, wird eine Kaskade von Reaktionen angestoßen. Einmal in Bewegung gesetzt lassen sich diese nicht mehr willentlich steuern bzw. aufhalten. Man kann sich das wie bei einem gut aufgestellten Dominospiel vorstellen: Fällt der erste Stein, fällt wie in einer Kettenreaktion jeder folgende Stein, bis der letzte erreicht ist.

## Körperliche Veränderungen

Gerät ein Mensch in eine traumatisierende Situation, nimmt die körperliche Stressreaktion zu: Die Stresshormonausschüttung wird aktiviert und Adrenalin, Noradrenalin und Cortisol werden vermehrt ausgeschüttet. Blutdruck, Herzfrequenz steigen, die Atmung wird schwer, der Betroffene ist über-wach. Der Organismus hat auf den Überlebensmodus umgeschaltet, die Notfallreaktion gestartet. Es geht ums Überleben!

Je heftiger der Stress wird, je mehr orientiert sich der Betroffene in der Außenwelt, denn die Gefahr von außen muss im Blick bleiben. Das führt dazu, dass man sich selbst immer weniger spürt. Je länger der Stress andauert und je intensiver er wird, je mehr driften die Wahrnehmung der Außenwelt und die der Innenwelt auseinander. Die Wahrnehmung verzerrt sich dadurch. Auf das, was man sieht, hört, riecht, schmeckt, spürt und fühlt, kann man sich nicht mehr verlassen.

In der traumatisierenden Situation verändert sich die Wahrnehmung derart, dass das Zeitgefühl verloren geht und die Orientierung im Hier und Jetzt nicht mehr möglich ist. Der Hippocampus als Organisator des Gedächtnisses, das Großhirn und seine verarbeitenden Funktionsbereiche werden weitgehend vom Erleben und Verhalten abgekoppelt.

Das neuronale Netzwerk (Netzwerk der Nervenverbindungen im Gehirn) ist zum Teil unterbrochen. So lange die existenzielle Bedrohung fortbesteht, funktioniert die Zusammenarbeit aller Gehirnareale nicht mehr. Auch wenn das traumatisierende Ereignis vorüber ist, sind die körperlichen Reaktionen nicht sofort beendet. Es dauert, bis der Körper wieder im normalen Arbeitsmodus ist.

## Das Traumagedächtnis

Eine traumatisierende Erfahrung stört die Prozesse, die dafür zuständig sind, das Erlebte abzuspeichern (und zu vergessen). Die Überflutung durch die heftigen bedrohlichen Gefühle und die verzerrte Wahrnehmung in der traumatischen Situation beeinträchtigen die Gedächtnisfunktionen.

Im weiteren Verarbeitungsverlauf verhindert der Prozess von Vermeidung und Annäherung an die traumatisierenden Erfahrungen die Abspeicherung des Erlebten im Langzeitgedächtnis. Vor allem das Abspalten von nicht aushaltbaren Erlebnissen (Dissoziation) zum Selbstschutz verhindert eine adäquate Gedächtnisbildung.

Menschen, die traumatisierende Erfahrungen erlitten haben, weisen Störungen der Gedächtnisfunktionen auf. Die neurobiologische Forschung legt nahe, dass es ein »traumaspezifisches Gedächtnis im Sinne eines eigenständigen Gedächtnissystems« (Del Monte, 2010, S. 26) gibt. Die Forschungsergebnisse weisen auf zwei verschiedene Störungen der Gedächtnisfunktionen hin (Hinckeldey & Fischer, 2002, S. 118ff.):

- Es fällt schwer, sich an wichtige persönliche Dinge zu erinnern.
- Betroffene leiden an Intrusionen (im Sinne von Wiedererleben des traumatisierenden Ereignisses) als nicht beeinflussbare »Erinnerungsbilder«.

## Psychische Veränderungen

Mit zunehmendem traumatischem Stress wächst die Angst. Alle bisherigen Erfahrungen, wie man sich schützen und aus bedrohlichen Situationen befreien kann, reichen nicht aus. Andere hilfreiche Strategien stehen nicht zur Verfügung. Alle Versuche, sich aus der bedrohlichen Situation zu befreien, scheitern. Gefühle von Ohnmacht und Hilflosigkeit breiten sich aus. Man fühlt sich wie gelähmt, es gibt keinen Handlungsspielraum.

Das Erlebte ist mächtig, überschwemmt Betroffene mit ängstigenden Gefühlen wie »Ich sterbe jetzt!« Das Bewusstsein für die Situation wird – als Überlebensschutz – abgeschaltet (wir sprechen von Dissoziation). Alles, was mit dem Betroffenen geschieht, erlebt er verzerrt durch die Bedrohlichkeit der Situation.

Menschen, die zum Beispiel Opfer einer Misshandlung geworden sind, beschreiben, sie hätten nichts gespürt und das Ganze von oben beobachtet. Sie können nicht sagen, wie lange das Ereignis tatsächlich angedauert hat. Sie haben die Schmerzen, wie zum Beispiel die körperlichen Verletzungen bei einem schweren Autounfall, nicht gespürt.

Das Dilemma der Betroffenen besteht darin, dass das Trauma nicht in das Langzeitgedächtnis abgespeichert werden kann. Es gibt keine Erfahrungen, an die die traumatische Erfahrung ergänzend angeknüpft werden kann.

Erleidet ein Mensch ein Psychotrauma, beeinflusst dies die Persönlichkeitsentwicklung, da durch die gestörte Gedächtnisfunktion das Abspeichern der Erfahrung verhindert wird. Die Lebenserfahrung wird – je nach Dauer und Ausmaß des Psychotraumas – vom Erlebten geprägt. Das Trauma schnürt so die weitere Persönlichkeitsentwicklung ab, Strategien der Vergangenheit scheinen nicht mehr zu funktionieren. »Nichts ist mehr wie vor dem Trauma!« (Abb. 4).

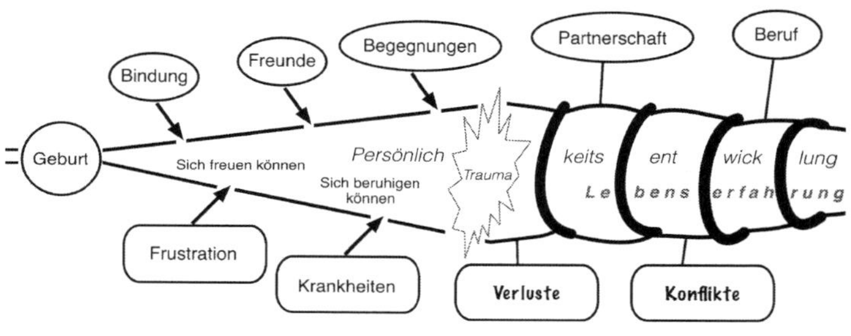


Abbildung 4: Erfahrungen in der traumatischen Situation

In der traumatisierenden Situation sind Betroffene gefangen in den Gefühlen von Hilflosigkeit und Ohnmacht und dem Verlust, über sich selbst und die eigenen Handlungen zu bestimmen. Um das körperliche Überleben zu ermöglichen, werden Prozeduren wie Nachdenken, Fakten lernen und Ähnliches vorübergehend abgeschaltet. Versuche, durch Kämpfen oder Flüchten adäquat auf die Bedrohung zu reagieren, sind nicht erfolgreich, erstarren in der Ohnmacht. Sie bleiben als vergebliche, noch nicht vollendete Handlungen im Körpergedächtnis haften. Die Geschichte des erlebten Traumas kann nicht erfolgreich beendet werden. Ebenso wie die körperlichen Folgen als Körperspannungen oder Schlafstörungen fortbestehen, bleibt auch der unbewusste Impuls zu kämpfen und sich zu wehren oder zu flüchten bestehen. Die Handlung kann nicht abgeschlossen werden.

Der Abschluss einer Handlung – etwas zu Ende gebracht zu haben – ist wichtig, wenn die Erfahrung ins Langzeitgedächtnis eingeschrieben werden soll. Erfahrungen, die dort abgelegt sind, kann man erinnern, auch wenn diese Erfahrungen vorübergehend vergessen werden. Traumatisierte Menschen bemühen sich unbewusst immer wieder, die durch das Trauma unvollendete Handlung abzuschließen. Diese Bemühungen zeigen sich zum Beispiel im Verhalten eines Betroffenen, der ständig aggressiv reagiert, sich ständig von jedem Menschen angegriffen fühlt und sich wehrt.

Eine Erfahrung, die man vergessen kann, belastet das Alltagsleben nicht mehr.

> *Zwei Beispiele:* Vielleicht kennen Sie das Phänomen aus Alltagssituationen: Sie haben sich vorgenommen, einen lieben Menschen oder einen Geschäftspartner anzurufen. Trotz mehrfacher Versuche haben Sie aber niemanden erreicht. Dann kann es passieren, dass sie nicht mehr daran denken, es ein weiteres Mal zu versuchen. Ihr Wunsch, den betreffenden Menschen anzurufen – die Handlung –, haben Sie erfüllt, auch wenn kein Gespräch zustande gekommen ist. Die Handlung fühlt sich abgeschlossen an, die »Handlungsgeschichte« hat einen Anfang und ein Ende und wird dann (leider) vergessen.
>
> In einer anderen Alltagssituation wollen Sie ein bestimmtes Geburtstagsgeschenk für einen Freund besorgen, werden aber durch andere Alltagsdinge abgelenkt. Dann sehen Sie zufällig etwas Ähnliches und sofort fällt Ihnen ein, dass Sie noch etwas zu besorgen haben. Die »Handlungsgeschichte« hatte noch kein Ende, ähnliche Dinge rufen die Erinnerung wieder wach.

Beide Beispiele handeln von Alltagsgeschichten. Hat jemand ein Psychotrauma erlitten, sind die grundsätzlichen Mechanismen ähnlich, allerdings massiver in den Auswirkungen. Das Trauma kann nicht vergessen und bewusst erinnert werden. Es steckt im Körper – bzw. im Körpergedächtnis – fest und meldet sich auf die unterschiedlichsten Weisen.

Selbst wenn die äußere Situation (die Misshandlung, Vergewaltigung, der Autounfall etc.) beendet ist, körperlich und psychisch ist das Ereignis noch nicht abgeschlossen (die Handlungsgeschichte ist noch nicht abgeschlossen). Die lebensbedrohliche psychische Verletzung wirkt noch weiter. Das bedeutet für Betroffene, sie haben nicht das sichere Gefühl, dass das psychische Trauma vorbei ist. Sie fühlen und verhalten sich so verunsichert, als wäre das Trauma gerade aktiv.

Ein psychisches Trauma kann sich dann in folgenden Symptomen zeigen:

- Intrusionen, Flashbacks, Albträume
- Schlafstörungen
- Schmerzen
- Konzentrationsprobleme
- aggressives Verhalten
- Depression
- Ängste
- Süchte (stoffgebunden und andere)
- Erschöpfung
- Gefühl, nichts wert zu sein
- Schuldgefühle, Selbstanklagen
- Vermeidung von Orten, Beziehungen, Situationen und Handlungen
- Leistungsabfall – sich in der Arbeit verlieren
- anklammern – distanzieren

Nimmt der Stress zu, fokussiert sich die Wahrnehmung zusehends auf das Bedrohliche in der Außenwelt. Die Selbstwahrnehmung nimmt daher ab, die Wahrnehmung verzerrt sich. Betroffene setzen alle verfügbaren Strategien ein, um das Nichtaushaltbare zu bewältigen. Gelingt dies nicht, bleibt als einzige Möglichkeit der Rückzug aus der traumatischen Situation durch das Abschalten, die Dissoziation. Das Stresssystem läuft auf Hochtouren, bis die traumatisierende Handlung vorüber ist. Während der Überlebens- oder Notfallreaktion baut sich die Stressreaktion und meist auch die Dissoziation langsam wieder ab. Sofern es nicht zu einer wiederholten Traumatisierung kommt, schaltet sich die bewusste Zeitwahrnehmung wieder ein. Erst dann können Betroffene spüren, dass das Trauma vorüber ist (Abb. 5).

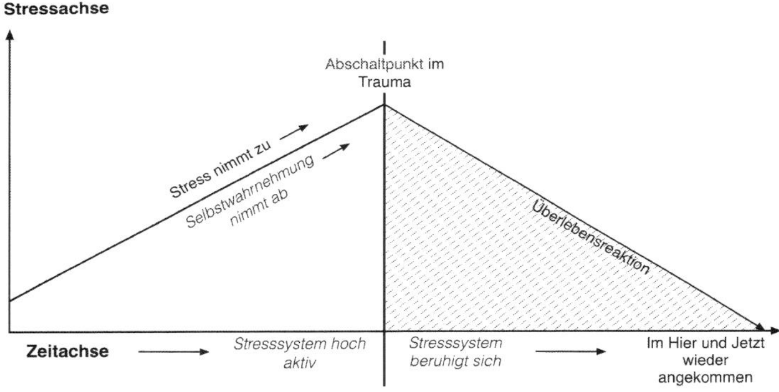


Abbildung 5: Stressentwicklung bei Psychotraumata

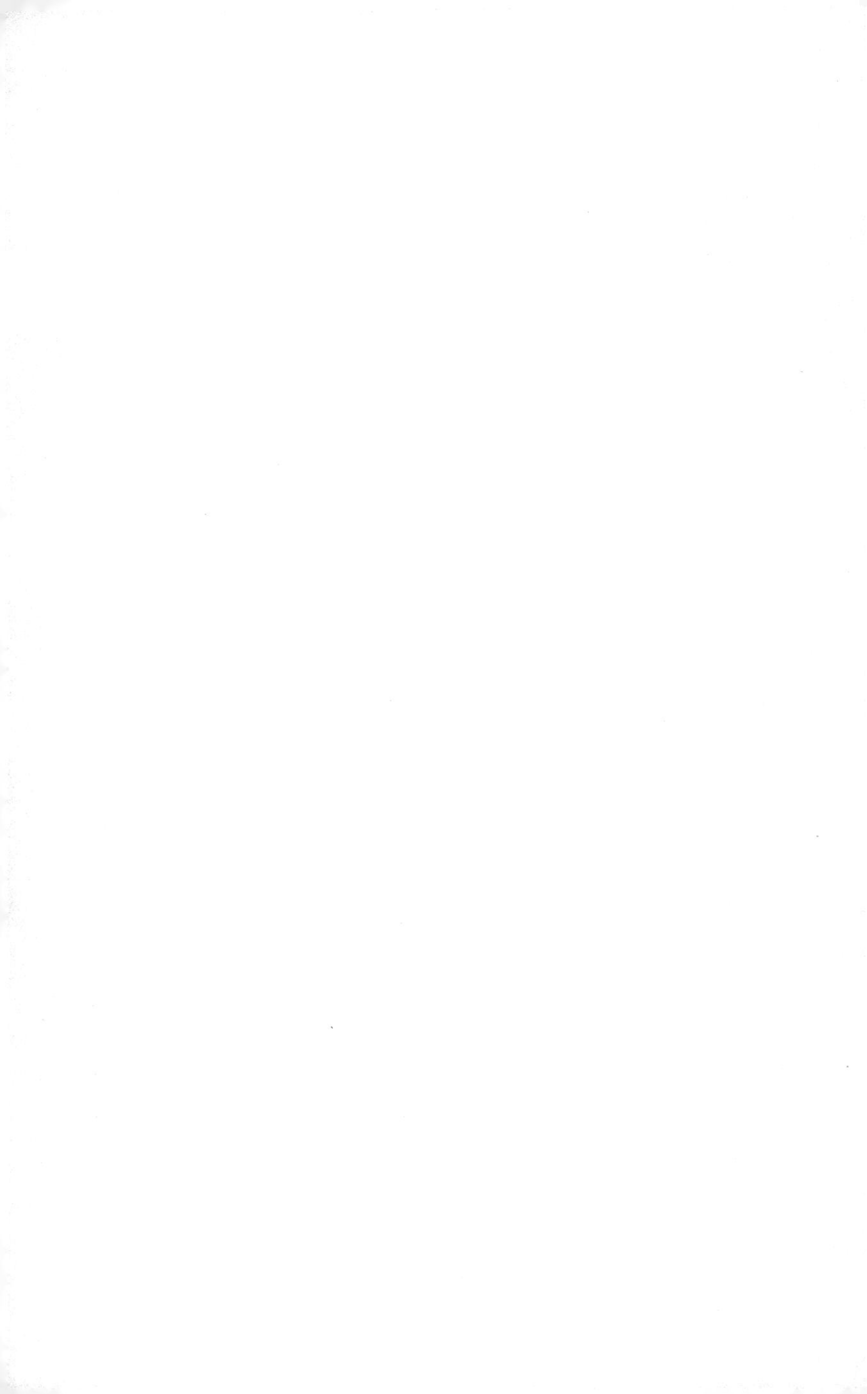

# III Die Bewältigung des Traumas

Jeder Mensch, der ein psychisches Trauma durchlebt, wünscht sich, dass mit dem Ende der traumatisierenden Handlung auch der Schmerz über die Verletzung, die Gefühle von Hilflosigkeit, Fremdbestimmung und Wertlosigkeit verschwinden. Die traumatisierende Erfahrung lässt sich allerdings nicht so ohne Weiteres vergessen. Sie muss verarbeitet und in die Lebensgeschichte eingearbeitet werden, wie alle Erfahrungen.

Dieser Bewältigungsprozess von bedrohlichen Erfahrungen folgt zwar bestimmten allgemeingültigen Prinzipien, trotzdem handelt es sich um ein sehr individuelles Geschehen: Jeder Mensch hat sein eigenes Tempo, seine eigenen Strategien und Verarbeitungsgeschichten. Es gibt *keine* falsche Verarbeitung. Wir sprechen von einem Verarbeitungsprozess mit unterschiedlichen Phasen. Neben den individuellen Besonderheiten gibt es verschiedene Faktoren, die diesen Prozess vereinfachen und fördern oder erschweren und stoppen können.

## Die Integration von Erfahrungen

Im Laufe des Lebens bilden wir aufgrund unserer persönlichen Erfahrungen ganz persönliche Strategien, Methoden und Vorlieben aus, mit denen wir die kleinen Probleme des Alltags und schwierigere Konflikte (z. B. Probleme mit den eigenen Eltern, in der Partnerschaft, im beruflichen Umfeld, mit den heranwachsenden Jugendlichen) bewältigen. Probleme und Konflikte, die wir gut verarbeitet haben, fließen gemeinsam mit den jeweiligen Lösungswegen in einen Erfahrungspool ein.

Die Erfahrungen werden so in die Lebensgeschichte integriert. Wir können uns daran erinnern und die Lösungswege abrufen. Auf diese Bewältigungsstrategien greifen wir immer dann zurück, wenn wir erneut in eine schwierige Situation geraten. Wir erinnern uns an gelungene Wege, an das, was früher geholfen hat. Strategien, die sich in der Vergangenheit als hilfreich erwiesen haben, passen wir an die jeweils aktuelle Situation an. So helfen wir uns selbst, den Alltag zu gestalten. Wir bestimmen über das, was wir tun. Diese Erfahrungen bewirken, dass wir uns kompetent fühlen, unser Handeln wirksam ist.

*Ein Beispiel:* Die Situation im Büro ist schwierig. Eine neue Kollegin möchte das Fenster geöffnet haben, die andere lieber geschlossen. Immer wenn eine Kollegin das Zimmer verlässt, schließt bzw. öffnet die andere das Fenster. Keiner spricht ein Wort. Eine der Frauen erinnert sich an eine Klassenfahrt mit ähnlichen Problemen in der Jugendherberge. Das Problem wurde damals angesprochen und man fand eine Lösung, mit der alle zufrieden waren. Diese Erfahrung aus der Schulzeit nutzt sie nun, um die Kollegin im Büro anzusprechen und mit ihr gemeinsam eine akzeptable Lösung zu finden.

Auf diese gelungenen Strategien greifen Betroffene auch dann zurück, wenn sie in eine sehr bedrohliche Situation geraten. Auch nach einem traumatisierenden Erlebnis versuchen Menschen, auf die ihnen vertraute Weise die Situation in den Griff zu bekommen. Die Psyche aktiviert alle Selbstheilungskräfte, die zur Verfügung stehen. Ziel ist, ihre Verletzung zu heilen.

Erleidet ein Mensch ein psychisches Trauma, wird er allerdings mit der Erfahrung konfrontiert, dass alles, was bisher hilfreich war, nicht mehr wirksam ist. Die Selbstheilungskräfte reichen nicht aus. Alle vertrauten Strategien und Handlungen sind unzureichend, ermöglichen nicht, auf diese überwältigende belastende Situation adäquat zu reagieren. Nichts hilft! Die Gefühle der Kompetenz und Selbstbestimmung verwandeln sich in Gefühle von Hilflosigkeit, Ohnmacht und Ausgeliefertsein. Ängste und unbekannte, bizarr anmutende Reaktionen können ausgelöst werden. Das Gefühl, »verrückt« zu sein/zu werden, kann aufkommen und große Angst erzeugen.

*Wichtig: Nicht der traumatisierte Mensch ist verrückt, sondern die Situation, das, was er erlebt hat.*

Traumatisierende Erlebnisse können aufgrund ihrer Heftigkeit nicht an vertraute Erfahrungen und Lösungswege anknüpfen, können nicht in die Lebensgeschichte integriert werden. Für eine gelungene Integration muss das Erlebte vorbereitet werden, quasi eine andere, handhabbare Form erhalten.

Im Folgenden wird kurz der Weg beschrieben, den Betroffene unter hinreichend günstigen Bedingungen nutzen, um traumatisierende Erlebnisse zu verarbeiten. Wir sprechen dann vom natürlichen Verarbeitungsprozess.

## Der natürliche Verarbeitungsprozess

So individuell die Bewältigungsstrategien auch sein mögen, im Verlauf der Heilungsprozesse sind Verarbeitungsmuster erkennbar, die sich bei allen Betroffenen wiederfinden.

In der traumatischen Situation, dann wenn das Trauma geschieht, werden die im ersten Kapitel »Das Zusammenwirken von Körper und Seele« beschriebenen biologischen Reaktionen (Notfallreaktion, Überlebensstrategien) angestoßen. Da sich Kampf und Flucht als ursprüngliche Bewältigungsmuster von schwierigen Situationen als unwirksam erwiesen haben, gerät der Betroffene in eine Art *Erstarrungs- oder Schockzustand.*

Dieser Schockzustand wird durch biologische Reaktionen (Aktivieren der Stressreaktion, Übererregung, Wahrnehmungsverzerrung, Verlust der Zeitwahrnehmung) unterstützt und aufrechterhalten. Die Erstarrung ist ein unzureichender Versuch, das

Leben des Menschen zu erhalten und die verlorene Sicherheit wiederherzustellen. Das, was der Betroffene erlebt hat, möchte er nie wieder erleben.

An diesen Schockzustand schließt sich die *erste Verarbeitungsphase* an. Das Ereignis ist noch sehr gegenwärtig, taucht in Gedanken, Bildern, Gerüchen, Gefühlen und Träumen als Intrusionen (Nachhallbilder) immer wieder auf. In diesen Momenten haben Betroffene das Gefühl, der traumatisierenden Situation sehr nahe zu sein. Sie fühlen sich schlecht. Angst, Hoffnungslosigkeit und Verzweiflung können auftauchen.

Daneben gibt es durchaus Zeiten oder Phasen, in denen sich Betroffene gut fühlen und nicht an das traumatisierende Ereignis denken müssen. Sie haben den Eindruck, »Jetzt habe ich es geschafft!«, bis erneut Gedanken und Vorstellungen mit den Bildern der traumatisierenden Situation auftauchen. Gefühlsmäßig findet eine Art Pendelbewegung statt: *Annäherung an das Trauma:* Bilder und Gefühle des Traumas sind sehr präsent, man fühlt sich schlecht – *Distanzierung vom Trauma:* Es gibt neue Perspektiven, man kann wieder kreativ sein, man fühlt sich gut. Dieses anstrengende und erschöpfende Hin und Her ist Teil der *normalen* Bewältigung.

Traumata überwältigen uns ohne Vorankündigung. Auf die traumatische Situation folgt unmittelbar die Schockreaktion, die mehrere Tage anhalten kann. Nach Abklingen des Schocks beginnt der natürliche Verarbeitungsprozess (Abb. 6). Sofern hilfreiche Bedingungen überwiegen und keine schweren Vortraumatisierungen bestehen, erfolgt mit der traumatischen Reaktion der Verarbeitungsprozess. Gelingt es dem Betroffenen, sich mit der Erfahrung auseinanderzusetzen und neue Bewältigungsstrategien zu entwickeln, kann er sich erholen. Wenn störende Einflüsse überwiegen und es in der Vorgeschichte traumatische oder extrem belastende Erfahrungen gibt, entsteht meist ein traumatischer Prozess. Das Psychotrauma wird chronisch und kann nicht ohne professionelle Unterstützung verarbeitet werden.

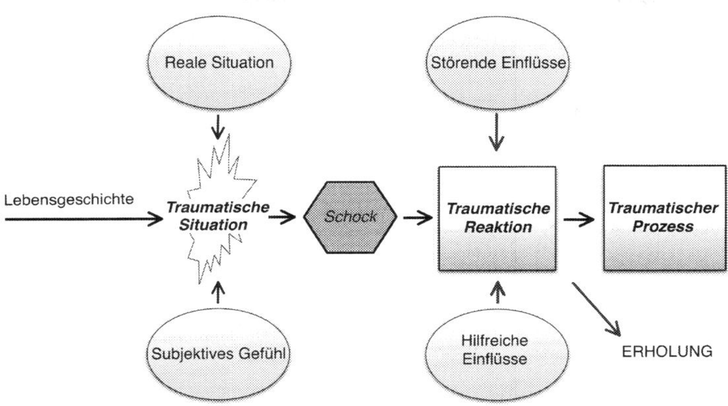


Abbildung 6: Der natürliche Verlauf der Traumaverarbeitung

Diese Pendelbewegung von einem zum anderen Pol hilft, das traumatisierende Erlebnis zu verarbeiten, indem sich Betroffene in Gedanken, Vorstellungen, Gefühlen etc. der traumatischen Erfahrung annähern. Durch die Konfrontation kann der Betroffene Schritt für Schritt wahrnehmen, was geschehen ist. Die Distanzierung ermöglicht es dann, sich wieder in emotionale Sicherheit zu bringen (Abb. 7).

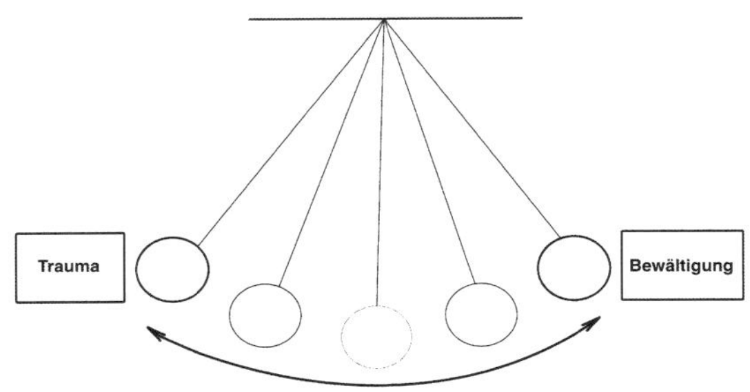


Abbildung 7: Die innere Bewegung bei der Traumaverarbeitung entspricht der Bewegung eines Pendels.

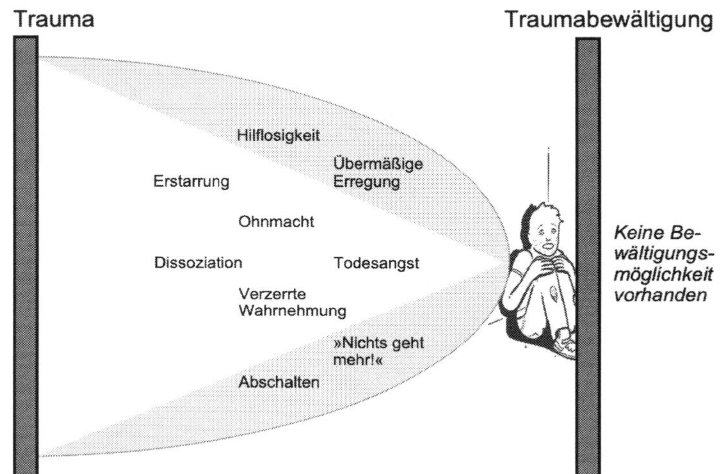


Abbildung 8: Spannung zwischen dem Erleben der Traumanähe und den Bewältigungsversuchen

Im Laufe dieses Hin und Her verliert das Trauma seinen Schrecken. Die Erfahrung, »Ich habe es geschafft! Es ist vorbei!«, nimmt zusehends Raum ein. Jetzt sind die bedrohlichen Erlebnisse zu einer kompletten Geschichte mit Anfang und Ende geworden. Der Schrecken ist vorüber, die traumatisierende Erfahrung ist Teil der gelebten Vergangenheit und in die Lebensgeschichte integriert. In dieser Form kann die Geschichte ins persönliche episodische Gedächtnis eingebaut werden und erzählt werden, ähnlich wie ein Märchen, das mit den Worten beginnt: »Es war einmal ...«

Wie schon erwähnt werden Betroffene in der traumatischen Situation von Gefühlen der Hilflosigkeit und Ohnmacht überflutet. Die Erstarrung bleibt als einzige Möglichkeit, das Überleben zu sichern. Es gibt keine Bewältigungsmöglichkeiten, Betroffene werden quasi erdrückt von den Gefühlen der traumatischen Situation (Abb. 8).

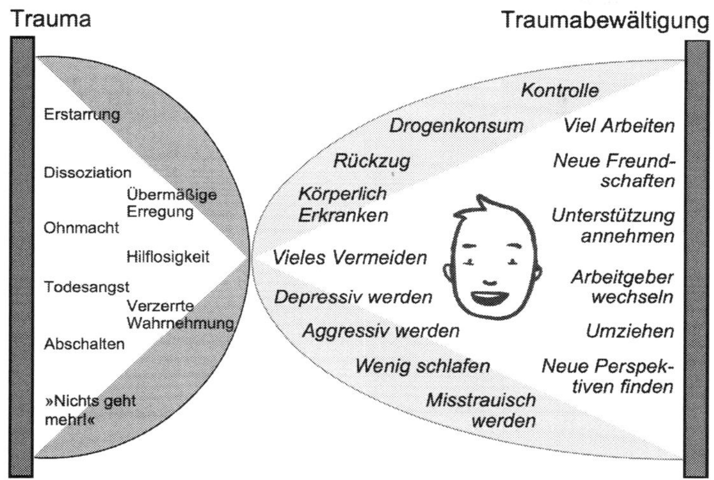


Abbildung 9: Auseinandersetzungsmöglichkeiten mit dem Trauma

Im Laufe der Verarbeitung finden Betroffene – eventuell mit Unterstützung von anderen Menschen – Möglichkeiten, sich mit der traumatischen Situation auseinanderzusetzen. Je nach Situation können Gefühle des traumatischen Ereignisses oder die neu gewonnenen Bewältigungsstrategien die Oberhand haben (Abb. 9). Der natürliche Verarbeitungsprozess wird durch den beschriebenen Wechsel in Gang gehalten.

Nicht jede belastende, als bedrohlich erlebte Situation führt unweigerlich bei jedem Menschen zu einem Psychotrauma. Gemäß den persönlichen Erfahrungen reagieren Menschen sehr verschieden.

Wenn zum Beispiel drei Menschen ein und dieselbe belastende Situation erleiden (z. B. einen Banküberfall), gelingt es dem einen, ohne professionelle Unterstützung gemeinsam mit verständnisvollen Mitmenschen die Erfahrung gut zu bewältigen und in sein Leben zu integrieren. Der zweite – mit anderen Vorerfahrungen und Bewältigungsstrategien – leidet mehr. Mithilfe einer guten traumasensiblen Beratung (Gespräch mit dem Hausarzt, einer Traumafachberatung) gelingt es ihm, das Erlebte in seine Lebensgeschichte einzubauen. Der dritte Betroffene hat in seinem Leben schon sehr viel Belastendes erlebt oder ist vielleicht körperlich verletzt worden oder alleine. Diesem Menschen fällt es schwer, das Erlebte zu verarbeiten. Viel zu oft fühlt er sich, als sei er im Trauma gefangen. Der Zugang zur eigenen Kreativität und Selbstbestimmung war auch in der Vergangenheit schon schwierig. In diesem Fall ist professionelle Unterstützung durch eine Psychotherapie notwendig, die die traumabedingten Folgen berücksichtigt (eine sogenannte Traumatherapie). Mit Unterstützung eines Psychotherapeuten können die Selbstheilungskräfte aufgebaut und gefördert werden.

Im Grunde genommen ist der Gesundungsprozess mit dem Verlauf bei körperlichen Erkrankungen vergleichbar. Je nachdem wie gut die Abwehr, das Immunsystem ist, spürt der eine zwar ein Kratzen im Hals und hat ein wenig Schnupfen, bleibt aber weitgehend von der Erkältung verschont, während ein anderer mit Fieber reagiert, hustet und sich erst nach sieben Tagen wieder halbwegs gesund fühlt. Ein Dritter entwickelt eine heftige Lungenentzündung, muss unter Umständen sogar stationär behandelt werden.

Gelingt es traumatisierten Menschen nicht, das belastende Erlebnis zu verarbeiten, kann sich aufgrund des unzureichenden Bewältigungsprozesses eine Posttraumatische Belastungsstörung entwickeln.

## Diagnosekriterien

Für die Unterstützung ist es wichtig, zwischen schweren Belastungen, bedrohlichen Situationen und traumatisierenden Erfahrungen zu unterscheiden, bevor die Diagnose Posttraumatische Belastungsstörung oder abgekürzt PTBS gestellt werden kann.

Dazu sind in den beiden international verwendeten diagnostischen Manualen (Klassifikationssystem in den USA ist das DSM-5 = Diagnostischer und statistischer Leitfaden psychischer Störungen; im deutschsprachigen Raum der ICD-10 = Internationale statistische Klassifikation der Krankheiten und verwandter Gesundheitsprobleme) die Kriterien beschrieben, die erfüllt sein müssen, um eine PTBS zu diagnostizieren. Die Kriterien nach DSM-5 sind:

- Der Betroffene hat ein Ereignis erlebt oder beobachtet, das sehr bedrohlich war und nahezu von jedem Menschen als bedrohlich erlebt wird.
- Der Betroffene hat miterlebt, wie einem anderen Menschen ein traumatisierendes Ereignis zugestoßen ist.
- Der Betroffene hat erfahren, dass einem Familienmitglied oder einem nahen Bekannten ein traumatisierendes Ereignis widerfahren ist.
- Betroffene werden immer wieder mit heftigen Details eines Ereignisses konfrontiert.

Folgende Symptome haben sich nach dem Trauma entwickelt:

- Das traumatisierende, belastende Ereignis wird auf verschiedene Weise wiedererlebt (aufdrängende Erinnerungen, Intrusionen, Albträume, Gedanken, Gefühle, Handlungen).
- Der Betroffene leidet unter Albträumen, die Handlungen oder Gefühle des Traumas beinhalten.
- Der Betroffene leidet unter Dissoziationen, in denen er sich verhält und fühlt, als würde sich das traumatisierende Ereignis gerade wieder ereignen.
- Die Konfrontation mit äußeren und inneren Reizen, die Ähnlichkeit mit dem Trauma haben oder daran erinnern können, führt zu anhaltendem schweren Leid.
- Es gibt deutlich erkennbare physiologische (= körperliche) Reaktionen auf äußere (Trigger) und innere (Gefühle) Reize, die dem traumatisierenden Ereignis ähneln.

Es zeigen sich folgende Beschwerden:

- Das Erlebnis hat zu intensiven Gefühlen von Hilflosigkeit und Ohnmacht geführt.
- Gedanken, Gefühle, Aktivitäten, Orte oder Personen, die an das belastende Ereignis erinnern könnten, werden bewusst vermieden. Der Betroffene hat Schwierigkeiten, sich an wichtige Momente des Traumas zu erinnern. Er zeigt wenig Interesse an wichtigen Aktivitäten und hat Schwierigkeiten, manche Gefühle zu empfinden. Stattdessen leidet er unter dem Gefühl der Entfremdung von anderen.
- Anhaltende Wachsamkeit: Ein- oder Durchschlafstörungen, erhöhte Reizbarkeit, Konzentrationsprobleme, übermäßige Wachsamkeit, übertriebene Schreckreaktionen.

Die Beschwerden müssen nicht alle gleichzeitig und in voller Ausprägung auftreten. Es kann sein, dass die Beschwerden an einem Tag auftreten und am nächsten verschwunden sind oder in kürzeren Zeitabständen kommen und gehen.

*Wichtig: Die genannten Beschwerden können auch bei anderen Erkrankungen auftreten, daher ist eine Abklärung sinnvoll, wenn die Beschwerden nicht in kurzer Zeit wieder vollständig verschwinden.*

## Risiko- und Schutzfaktoren

So wie der Körper hat auch die Psyche ein Abwehrsystem, das sich aus den gelebten Erfahrungen entwickelt hat. Wie bei organischen Erkrankungen bestimmt die Abwehrkraft, wie viel die Selbstheilungskräfte bewirken können und welche Unterstützung notwendig ist.

Die Beobachtung von Bewältigungsprozessen hat gezeigt, dass es neben der Abwehr, dem Selbstschutz, weitere Faktoren gibt, die die Verarbeitung von Belastungen fördern oder erschweren können: die Schutz- und Risikofaktoren.

## Schutzfaktoren

Unter Schutzfaktoren versteht man Persönlichkeitseigenschaften bzw. Fähigkeiten, die der Mensch im Laufe seines Lebens – vor der traumatischen Erfahrung – erworben hat. Neben diesen personenbezogenen Faktoren spielt auch eine gute soziale Umgebung eine wesentliche Rolle. Diese Schutzfaktoren ermöglichen uns, belastende Situationen gut zu überstehen.

Egle und Kollegen (2016, S. 19) haben die biografischen Schutzfaktoren aufgelistet. Zu den wesentlichen zählen

- dauerhaft gute Beziehungen zu den frühen Bezugspersonen (Eltern, Großeltern),
- eine sichere Bindung zur Hauptbezugsperson,
- ein robustes Temperament,
- gute soziale Förderung (Vereine etc.),
- verlässliche Partnerschaften im Erwachsenenalter und
- gute intellektuelle Fähigkeiten.

## Risikofaktoren

Risikofaktoren meinen »belastende Lebensereignisse oder Lebensumstände, die einzeln oder in ihrem Zusammenwirken eine psychische Störung oder Erkrankung begünstigen« (Fischer & Riedesser, 2009, S. 161). Verschiedene wissenschaftliche Studien haben gezeigt, dass es drei Faktoren gibt, die eine Verarbeitung von belastenden Lebensereignissen erschweren können. Dazu zählen

- mangelnde soziale Unterstützung,
- belastende Lebensbedingungen nach dem Trauma und
- Intensität des Traumas (Seidler et al., 2011, S. 74).

Weitere Faktoren, die eine Verarbeitung erschweren können, sind

- der Verlust einer nahestehenden Bezugsperson (z. B. Partner, Kind),
- niedriges Einkommen,

- Traumatisierungen in der eigenen Kindheit/Jugend,
- eventuelle eigene psychische Erkrankungen (wie z. B. Depression, Angst u. a.),
- traumabedingte körperliche Verletzungen, die eventuell sogar zu einer lebenslangen Behinderung führen, und
- das Weiterbestehen der Traumatisierungsauslöser (z. B. Krieg, häusliche Gewalt).

Risiko- und Schutzfaktoren erschweren bzw. erleichtern die Verarbeitung von belastenden Erfahrungen. Sie wirken jedoch in Form eines Zusammenspiels. Ist ein Risikofaktor vorhanden, bedeutet das nicht zwangsläufig, dass die Bewältigung dadurch kaum noch möglich ist. Ebenso ist das Vorliegen eines Schutzfaktors keine Garantie dafür, dass die Verarbeitung einfach und ohne Problem verläuft.

## Bewältigungsbeginn

Mit Beginn der Verarbeitung des Traumas wirken Körper und Psyche derart zusammen, dass sie alle zur Verfügung stehenden Möglichkeiten nutzen. Ziel ist, die bedrohliche Erfahrung nicht erneut zu erleben. Da die Bewältigungsstrategien unzureichend sind, greifen Betroffene nach jedem Strohhalm, den sie zu fassen bekommen.

Der Weg aus der Belastung führt für viele daher über die Entstehung störender Symptome. Diese normalen Entwicklungen muten manchmal sehr bizarr an. Für Außenstehende sind die Symptome oft schwer zu verstehen. Unabhängig von Geschlecht oder der kulturellen Zugehörigkeit leiden Betroffene unter ähnlichen Symptomen, deren Verarbeitungsart und -weise so individuell ist wie die Menschen an sich. Die häufigsten Beschwerden sind

- Wiedererinnern, Wiedererleben (Intrusionen, Flashbacks),
- Vermeidungsverhalten,
- Vergessen (Amnesien, Dissoziationen) und
- Übererregtheit.

## Wiedererinnern und Wiedererleben (intrusives Erleben und Handeln, Flashbacks)

Wiedererinnern oder Wiedererleben im Zusammenhang mit traumatisierenden Erfahrungen meint kein aktives, gewolltes Erinnern, wie man sich an den letzten Urlaub oder die letzte Gehaltserhöhung erinnert. Ungeplant und unkontrollierbar werden Betroffene von Gefühlen überflutet. Mehr oder weniger große Bruchstücke des Ereignisses drängen sich von selbst auf. Die Heftigkeit und die Dauer, mit der sich diese Erinnerungsbruchstücke im Alltag aufdrängen, können sehr unterschiedlich sein. Möglich ist ein nur kurzes Aufblitzen einer kleinen Sequenz bis hin zu lang andauernden Episoden.

Betroffene erleben die Intrusionen wie ein erneutes Auftauchen der traumatisierenden Situation. Das, was an Gefühlen und Sinneswahrnehmungen eigentlich in die Vergangenheit gehört, schiebt sich in die Gegenwart, macht sich dort breit. Oft spüren die Betroffenen, dass irgendwas nicht stimmt. Die Macht der plötzlich auftretenden Gefühle verhindert jedoch zunächst die emotionale Einordnung in die Vergangenheit.

Gefangen in diesen Gefühlen der Vergangenheit wird das Überlebensprogramm wieder eingeschaltet. Im Erleben der Betroffenen findet das traumatisierende Ereignis gerade erneut statt. Wieder geht es um Leben und Tod, auch wenn die aktuelle Situation friedlich ist.

Obwohl die aktuelle äußere Umgebung und die Mitmenschen eigentlich nicht zu der Szene der vergangenen traumatisierenden Situation gehören, können die Betroffenen das jedoch kaum unterscheiden. Entsprechend verhalten sich traumatisierte Menschen so, als durchlebten sie ihr Trauma in diesem Moment erneut. Gefühle von Angst, Ohnmacht, Hilflosigkeit stellen sich ein, das Gefühl, selbst über sein Handeln bestimmen zu können, schwindet.

Auf den ersten Blick mag es so aussehen, als würden die Intrusionen aus heiterem Himmel auftauchen. Bei genauer Betrachtung lassen sich jedoch sogenannte Auslösereize oder Trigger feststellen. Darunter werden Sinneseindrücke oder Gefühle verstanden, die Ähnlichkeiten mit Elementen der traumatisierenden Situation aufweisen. Diese Ähnlichkeiten bereiten den Erlebnissen des Traumas den Weg aus der Vergangenheit in die Gegenwart. Die Auslösereize müssen nicht zwangsläufig alle Sinnesqualitäten umfassen. Das »Wieder-Erinnern« kann auch nur einzelne Sinneseindrücke betreffen.

Konkret bedeutet das:

- Betroffene *sehen* im Hier und Jetzt etwas (Feuer, Unfall, Blut, bestimmte Kleidungsstücke etc.), was eigentlich zur traumatisierenden Situation in der Vergangenheit gehört.
- Betroffene *hören* im Hier und Jetzt etwas (Knall, Sirene, Martinshorn, Schrei, Schuss etc.), was sie in der vergangenen traumatisierenden Situation tatsächlich gehört haben.
- Betroffene *riechen* oder *schmecken* im Hier und Jetzt etwas (Schweiß des Täters, Brandgeruch, Essen, Parfum oder Rasierwasser des Täters), was sie tatsächlich in der vergangenen traumatisierenden Situation gerochen oder geschmeckt haben.
- Betroffene *fühlen* im Hier und Jetzt etwas (rascher Herzschlag, Schweißausbruch, Frieren etc.), was sie in der vergangenen traumatisierenden Situation gefühlt haben.
- Betroffene *spüren* im Hier und Jetzt etwas (Berührung, Druck, in den Arm genommen werden, Schmerz etc.), was sie in der vergangenen traumatisierenden Situation gespürt haben.

*Ein Beispiel:* Eine Bankangestellte erlebt während der Arbeit einen Überfall mit Geiselnahme und Schusswechsel. Einige Wochen später trifft sie sich mit Partner und Freunden zu einer Geburtstagsfeier in einem Restaurant. Zufällig wird am Nachbartisch eine Sektflasche mit einem leichten Knall geöffnet. Der Knall ist Auslösereiz für die Intrusion. In dem Augenblick, in dem die Betroffene den Knall hört, wird sie in die traumatisierende Situation katapultiert. Die zeitliche Einordnung funktioniert nicht mehr, sie erstarrt, die Betroffene verspürt den Impuls, die Geburtstagsgesellschaft zu verlassen. Sie zittert am ganzen Körper. Sie nimmt nicht wahr, dass die Freunde sie ansprechen und versuchen, sie beruhigen.

Für Außenstehende sind diese Phänomene nur schwer zu verstehen. Das bedrohliche Ereignis ist vorüber. Es erscheint nicht nachvollziehbar, dass Betroffene sich emotional in der traumatisierenden Situation befinden, obwohl sie in einer sicheren äußeren Umgebung sind.

Neben den Intrusionen können traumatisierte Menschen Flashbacks (sogenannte Nachhallerinnerungen) ausgeliefert sein. Unter Flashbacks versteht man blitzartig auftauchende Erinnerungen an bedrohliche Erlebnisse. Die Betroffenen habe das Gefühl, als befänden sie sich wieder in der traumatisierenden Situation mit allen Gefühlen, die sie damals erlebt haben. Die Menschen verhalten sich dann so, als geschehe das Grauen gerade jetzt. In diesen Situationen kann die Beziehung zur Gegenwart vorübergehend verloren gehen. Jemand, der gerade einen schweren Flashback erlebt, kann sein Erleben nicht auf der Zeitachse einordnen. Das bedeutet auch, dass er das, was in der Gegenwart tatsächlich passiert, nicht wahrnimmt.

Eine weitere Möglichkeit, traumatisierende Ereignisse wieder zu »erinnern«, sind Albträume. Das nächtliche Aufschrecken mit bizarren Bildern verhindert, dass der Schlaf erholsam ist. Das führt auf Dauer zu erhöhtem Stress und einer angespannten Stimmung.

## Vermeidungsverhalten

In Anbetracht der Tatsache, dass Wiedererinnerungen an die traumatisierende Situation sehr schmerzlich und emotional belastend sind, setzen Betroffene alles daran, ein wiederholtes Erleben zu verhindern. Die Angst vor dem Wiedererleben kann zum Beispiel dadurch gemildert werden, dass der Ort der bedrohlichen

Erfahrung nicht mehr aufgesucht wird. Um dies zu erreichen, werden Umwege und Unbequemlichkeiten in Kauf genommen. Auch Personen oder Gegenstände, die emotional mit der Erfahrung in Verbindung gebracht werden, werden gemieden.

Dehnt sich die Angst aus, kann das dazu führen, dass Betroffene nicht nur dem Ort des Geschehens fernbleiben, sondern überhaupt nicht mehr vor die Türe gehen. Die Angst kann im schlimmsten Fall so heftig werden, dass sich das Misstrauen gegenüber der Täterperson auf alle Menschen überträgt.

Eine andere Strategie besteht darin, sich zu schützen, indem man nicht mehr über das Ereignis spricht. Auch das Gegenteil kann als Hilfsmittel gegen das Wiedererleben genutzt werden. Die Geschichte vom eigenen Trauma wird jedem erzählt, ob er sie hören möchte oder nicht. Andere Vermeidungstechniken bestehen darin, alles zu kontrollieren und zu überprüfen. Nichts wird mehr dem Zufall oder der Spontaneität überlassen. Die Hoffnung, »alles im Griff« zu haben, schafft die Illusion der Sicherheit.

Diese Vermeidungsstrategien mögen kurzfristig hilfreich sein, da sie vorübergehend die Angst binden, sie stellen allerdings keine dauerhafte Lösung des Problems dar. Perspektivisch schränken sie die Lebensbewältigung sehr ein. Die Angst wird dann zum Kontrolleur über das Leben.

Eine weitere Möglichkeit, die emotionale Belastung gering zu halten, besteht darin, sich abzuhärten, abzustumpfen. Als Selbstschutz werden die belastenden Gefühle nicht mehr wahrgenommen. Nach dem Motto: »Was ich nicht spüre, verursacht keine Schmerzen.« Diese Form der Vermeidung ist nicht unserem Willen unterworfen, sondern funktioniert unbewusst (Wagner, 2011, S. 169).

## Vergessen und Dissoziationen

Im amerikanischen Manual für psychische Störungen DSM-IV-TR wird die Dissoziation beschrieben als »eine Unterbrechung der normalerweise integrativen Funktion des Bewusstseins, des Gedächtnisses, der Identität oder der Wahrnehmung der Umwelt« (Spitzer et al., 2011, S. 22).

Das Manual das im deutschsprachigen Raum angewendet wird, das ICD-10, erweitert die Systematik um die Bereiche Sensorik und Sensibilität. Damit ist gemeint, dass in einer dissoziativen Verfassung das Fühlen und Handeln vom Bewusstsein abgetrennt wird. Betroffene erleben nicht, dass sie jetzt etwas *machen* oder *fühlen*, sondern eher, dass etwas *geschieht*. Die Kontinuität des Erlebens und Handelns wird vorübergehend aufgehoben.

Die Fähigkeit zu dissoziieren nutzt das Gehirn in der traumatisierenden Situation, um unerträgliche seelische und körperliche Schmerzen abzuspalten. Dies ist eine Möglichkeit, das Geschehen auszuhalten und zu überleben. Betroffene beschreiben, dass sie sich nicht gespürt, sich nicht gefühlt hätten, so als schwebten sie über dem Ganzen und hätten aus der Vogelperspektive zugeschaut oder aber hätten unbeteiligt neben den Betroffenen gestanden. Alles sei wie im Nebel passiert, als wären sie in Watte gehüllt, nur gedämpfte Geräusche, nichts sei deutlich und klar gewesen. Der Betroffene fühlt nicht, erinnert sich nicht, kann nicht überflutet und verletzt werden.

Es gibt verschiedene Ausprägungen dieses Vergessens, der Dissoziation. Die wesentlichen sollen hier kurz beschrieben werden:

- *Amnesie:* Spitzer und Freyberger beschreiben Amnesie als »defizitäre Erinnerung an persönlich relevante Informationen, wie die eigene Identität, wichtige Lebensereignisse oder -abschnitte« (2011, S. 234). Betroffene können sich nicht mehr an Ereignisse ihrer Lebensgeschichte erinnern, wissen nicht, wer sie sind. Diese Erinnerungslücken können nur einen Teil der Lebensgeschichte betreffen oder alles.
- *Dissoziative Fugue:* Jemand, der eine dissoziative Fugue durchlebt, verlässt ohne Grund plötzlich seine Umgebung, geht an einen anderen Ort. Dies geschieht ohne Plan und bewusste Absicht. Wird die Verbindung zum Bewusstsein wiederherge-

stellt, befindet er sich an einem anderen Ort, ohne zu wissen, wie er zu dem Ort gelangt ist oder was ihn an diesem Ort geführt hat. Der Betroffene hat das Gefühl, quasi dorthin »gebeamt« worden zu sein.

- *Depersonalisation:* Menschen, die diese Verfassung erleben, spüren eine große innere Leere, nehmen die eigene Person als fremd und verändert wahr. Sie funktionieren wie eine Maschine, haben nicht das Gefühl, dass sie es sind, der etwas tut. Diese Verfassung ist verbunden mit Gefühlen von großer Angst.
- *Körpergedächtnis:* Eine weitere Möglichkeit besteht darin, die überflutenden Gefühle im Körper abzuspeichern. Dies kann in Form von verschiedenen Schmerzzuständen oder merkwürdigen Körpersensationen (Veränderung der Sensibilität, des Körpergefühls) geschehen. Kopfschmerzen, Muskelschmerzen, fehlende Wahrnehmung des eigenen Körpers oder von Körperteilen. Die Angst im Nacken, die dazu führt, dass die Nackenmuskulatur in Dauerspannung ist und schmerzt, ist – als milde Form – weit verbreitet. Auch hier können die Ausprägungen stärker oder schwächer sein.

*Wichtig: Bei allen genannten Symptomen ist es notwendig abzuklären, ob für diese das erlebte Trauma oder andere Erkrankungen ursächlich sind!*

## Übererregbarkeit

Die Übererregbarkeit oder Überwachheit wird durch das autonome oder vegetative Nervensystem gesteuert. Dieses Nervensystem unterliegt nicht unserem Willen. Es hat die Aufgabe, lebenswichtige Funktionen zu organisieren und zu erhalten. Zu diesen Funktionen zählen unter anderem die Regulierung des Atemrhythmus, des Herzschlags, die Verdauungsvorgänge, der Stoffwechsel, das Schwitzen.

Bei Menschen mit traumatisierenden Erfahrungen in ihrer Lebensgeschichte ist das autonome Nervensystem oft sehr sensibel eingestellt. Diese Einstellung dient dazu, in Gefahrensituationen möglichst rasch reagieren zu können. In der traumatisierenden Situation war es aktiv, um zu flüchten oder zu kämpfen.

Die Heftigkeit der Reizüberflutung im Trauma hat aber zu einer Verzerrung der Wahrnehmung geführt. Solange das traumatisierende Erlebnis nicht hinreichend verarbeitet worden ist, ist es für Betroffene schwer, emotional zu unterscheiden, ob gerade eine Gefahrensituation besteht oder nicht. In der Folge bestehen oft folgende Symptome:

- Überwachheit im Sinne einer zu großen Offenheit für viele einströmende Reize
- rasches Erschrecken auch bei Kleinigkeiten
- Konzentrationsprobleme
- schnelle Gereiztheit oder schnelle Wutausbrüche
- Ein- und/oder Durchschlafprobleme
- innere Unruhe

Diese Beschwerden können vereinzelt vorkommen oder gebündelt. Sie können zeitlich andauern oder wechselweise auftreten. Da es sich um autonom gesteuerte Reaktionen handelt, können Betroffene sie kaum beeinflussen bzw. willentlich abstellen.

## Bewältigung als Integration in die Lebensgeschichte

Wenn die Gefühle von Ohnmacht und Hilflosigkeit und die Nachhallbilder oder Intrusionen, die durch das Trauma ausgelöst werden, das Leben der Betroffenen nicht länger bestimmen, haben sie das Erlebnis in ihre Lebensgeschichte integriert. Das Trauma kann erzählt werden, ohne den Schrecken erneut auszulösen. Del Monte spricht »von dem paradoxen Anspruch, ein Erlebnis verarbeiten zu müssen, das die subjektiven Bewältigungsmöglichkeiten bei weitem übersteigt« (2010, S. 14).

Auf dem Weg der Verarbeitung benötigen die Betroffenen Begleitung, die sich daran orientiert, was diese *selbständig* und *selbstbestimmt* bewältigen können. Notwendige Unterstützung muss sich an den Bedürfnissen der Betroffenen orientieren (siehe Kapitel 5 »Unterstützungsmöglichkeiten im Verlauf traumatisierender Erfahrungen«).

# IV Die Bedeutung von Angehörigen und weiteren Helfergruppen

Traumatisierende Erlebnisse betreffen nicht nur die Menschen, die am Ereignis beteiligt sind und denen es unmittelbar widerfahren ist. Auch Helfer, nahe Angehörige, Freunde und Berufskollegen können von dem Ereignis berührt werden, selbst wenn sie das Trauma nicht miterlebt haben. Mitgefühl für das Leid von anderen ist für die Bewältigung von schwierigen Lebenssituationen sehr wichtig.

Traumata unterscheiden sich jedoch in ihrer Heftigkeit und Macht von anderen Belastungen. *Traumatisierende Erfahrungen sind ansteckend.* Wer sich selbst aus dem Blick verliert, kann von den Gefühlen derart ergriffen werden, dass sich aus dem Mitgefühl ein Mit-Leiden entwickelt. Wer mit-leidet, kann nicht mehr unterstützen. Um Partnern oder Freunden wirksam helfen zu können, ist es wichtig, gut auf sich selbst zu achten und sich nicht von den heftigen Gefühlen einnehmen zu lassen.

Wie funktioniert diese Ansteckung? Mitfühlen ist eine urmenschliche Reaktion. Bereits in den ersten Tagen des Lebens sind alle Menschen darauf angewiesen, dass es eine Bezugsperson gibt, die bereit ist, sich in das kleine Menschlein hineinzuspüren. Wenn die Bezugsperson offen für die kindlichen Bedürfnisse ist, erkennt sie bereits am Verhalten des Säuglings, was ihm fehlt.

Nehmen wir an, der Säugling zeigt mit seinem Verhalten seinen Hunger an. Ist die Bezugsperson bereit für das Anliegen des Kindes, kann sie sein Bedürfnis »Hunger haben« quasi in sich aufnehmen. Der Säugling überträgt seine Gefühle auf die Bezugsperson, deren eigene Erfahrungen von »Hunger haben« berührt werden (man kann sich das vorstellen, wie das Anzupfen einer Saite auf einem Musikinstrument), sodass sie in Resonanz mit denen des Säuglings kommen. Bezugsperson und Kind schwingen im gleichen Rhythmus. Der Säugling wird gehört und verstanden und sein Bedürfnis kann befriedigt werden.

Den gleichen Weg nutzen die Gefühle, die im Zusammenhang mit einer traumatisierenden Erfahrung aufkommen. Das Bedürfnis »Hunger haben« oder andere Gefühle, die wir im normalen Alltagsleben haben, lassen sich in der Regel ohne belastende Betroffenheit zufriedenstellen.

Anders ist das bei Psychotraumata. Bei einem psychischen Trauma werden auch die Gefühle von Hilflosigkeit, Ohnmacht, Verlust der Selbstbestimmung, Ekel, mörderische Wut, Hass und alle anderen denkbaren Emotionen auf den anderen übertragen. Das bedeutet, jeder, der sich für die Gefühle eines traumatisierten Menschen öffnet, kann sie ebenfalls spüren. Auch dann, wenn er selbst das Trauma nicht unmittelbar miterlebt hat. Vielleicht ist es Ihnen auch schon einmal passiert, dass Ihnen die Sprache weggeblieben ist, wenn Ihnen eine nahestehende Person ein belastendes Erlebnis erzählt hat.

Wie kann man erkennen, wann und ob das Mitgefühl kippt? Ohnmacht, Hilflosigkeit und Kontrollverlust sind unangenehme Gefühle, die die meisten Menschen nicht aushalten wollen. Ohne Kenntnisse über die Resonanz – das Mitschwingen – der Gefühle kann es schnell geschehen, dass alles in die Wege geleitet wird, um die Ohnmacht zu überwinden. Die Helfer tun das, was der traumatisierte Mensch nicht mehr konnte: Sie handeln!

Konkret kann man sich darunter vorstellen,

- ➢ den Betroffenen immer wieder aufzufordern, zu erzählen, was passiert ist,
- ➢ über den Schuldigen zu schimpfen,
- ➢ gute Ratschläge zu geben,
- ➢ zu wissen meinen, was der Betroffene am besten tun sollte,
- ➢ zu bestimmten Handlungen auffordern (z. B. Anzeige erstatten etc.) oder
- ➢ Rachepläne für den Betroffenen schmieden und vieles mehr.

Bei genauem Hinschauen stellt sich heraus, dass dieser Aktionismus in erster Linie dazu dient, dass der Helfer sich beruhigen kann. Die Bedürfnisse des traumatisierten Menschen gehen darüber verloren.

Nehmen die bedrohlichen Gefühle der traumatisierenden Situation einen größeren Raum ein, können auch die Helfer zum Beispiel Hass und Ekel empfinden. Wie der Betroffene können sie erstarren, das Gefühl entwickeln, ihre Lebensperspektive zu verlieren. Belastungen anderer können sich mit eigenen Belastungen mischen und zu Resignation und depressiven Stimmungen oder zu hasserfüllten Vergeltungsideen führen.

Schlimmstenfalls können Angehörige/Helfer körperliche Symptome entwickeln etc. Bezogen auf das Beispiel des hungernden Säuglings würde das in etwa bedeuten, dass die Bezugsperson, die den Hunger des Kindes feststellt, für sich etwas zu Essen zubereitet, statt den Säugling zu füttern.

Was können Angehörige oder Freunde tun, um Betroffene adäquat und hilfreich zu unterstützen? Wie bereits erwähnt geht das Erleben eines psychischen Traumas einher mit Gefühlen von Ohnmacht und dem Verlust der Selbstbestimmung. Eine Unterstützung im Sinne von »Fremd-Bestimmung« über den Betroffenen hieße, das zu tun, was der Verursacher auch getan hat. Damit würden aber beim Betroffenen die Gefühle der traumatisierenden Situation reaktiviert und bestätigt werden.

Um nicht in diese Rolle zu gleiten, ist es notwendig, dass Betroffene selbst entscheiden können, was sie tun und welche Unterstützung sie annehmen möchten. Dies gilt, solange Betroffene durch ihr Handeln weder sich noch andere Menschen gefährden.

Die Unterstützung benötigt doppelte Aufmerksamkeit: Einerseits ist es notwendig, für die Not und das Leid des traumatisierten Menschen offenzubleiben, und ebenso wichtig ist es, die eigenen Bedürfnisse zu beachten. Sich öffnen für die Not des Anderen bedeutet, die unausgesprochene Botschaft wahrzunehmen und nicht besser zu wissen, was hilft. Diese Botschaft heißt oftmals, »nur« da sein, präsent sein.

Damit ist gemeint, sich zur Verfügung zu stellen, für das, was dem Betroffenen gerade guttut, was ihm hilft. Das kann heißen, einfach nur im selben Raum still sitzen, einen Tee oder Kaffee kochen oder zuhören, ohne zu kommentieren und zu bewerten. Es kann auch bedeuten, gemeinsam zum Arzt oder zu einer Beratungsstelle zu gehen oder in der Firma anzurufen, ein Formular auszufüllen oder einzukaufen – alles alltägliche Angelegenheiten, die unter Umständen vorübergehend schwer zu leisten sind. Anwesend sein, ohne dem eigenen Impuls nachzugehen, ist gar nicht so einfach, besonders wenn man gewohnt ist, immer zu handeln. Um das Richtige zu tun, tatsächlich zu helfen, ist der Helfer auf Informationen des Betroffenen angewiesen.

Mit Fortschreiten des Verarbeitungsprozesses verändern sich in der Regel auch die Gefühle und das Verhalten der Traumatisierten. Das Gruselige und Belastende nimmt ab. Je besser und realistischer Betroffene sich selbst und die gegenwärtige Situation wahrnehmen können, desto aktueller und vertrauter werden auch die Gefühle, die vom traumatisierten Menschen auf Freunde und Angehörige übertragen werden können.

Man spürt zum Beispiel im Laufe einer gelungenen Verarbeitung, dass der Betroffene zusehends besser alleine sein kann, alleine zurechtkommt und seine Alltagsgeschäfte wieder selbständig erledigt. Von daher kann zu Beginn der Unterstützung keine »Helferstrategie« festgelegt werden, die immer zutrifft. Unterstützung verlangt vielmehr ein Anpassen an den Prozess oder Mitschwingen mit den Veränderungen.

Im folgenden Kapitel finden Sie Hinweise, worauf in den einzelnen Phasen des Heilungsprozesses besonders zu achten ist.

# V Unterstützungsmöglichkeiten im Verlauf traumatisierender Erfahrungen

Anhand des natürlichen Verlaufs einer traumatisierenden Erfahrung (und zwar eines einmalig auftretenden Traumas, einem sogenannten Trauma des Typs 1) zeige ich, welche Möglichkeiten Betroffene und deren Angehörige oder andere Unterstützergruppen haben, um traumatisierte Menschen zu begleiten. Dabei folgt die Einteilung zum einen dem natürlichen Verlauf und zum anderen (in der Benennung) dem ICD-10, dem diagnostischen Manual.

Zur Erinnerung: Der natürliche Verarbeitungsprozess beginnt mit der traumatisierenden Situation, gefolgt vom Schockerleben. Nach Abklingen der Schocksymptome beginnt der Bewältigungsprozess, der entweder mit der Integration des Erlebten in die Lebensgeschichte endet oder in einer (chronischen) PTBS (vgl. Abb. 6; S. 35).

Im ICD-10 werden die Folgen außergewöhnlicher Belastungen diagnostiziert als

1. akute Belastungssituation oder
2. Anpassungsstörung:
   - Bei günstigem Verlauf kann die Lebensplanung fortgesetzt werden.
   - Bei ungünstigem Verlauf kann sich eine Posttraumatische Belastungsstörung (PTBS) entwickeln.

## Die akute traumatische Situation: der Schock

Traumata geschehen nicht geplant, sie kommen überfallartig und definieren sich als Erlebnisse, bei denen kein Handlungsraum mehr besteht. Die Heftigkeit der Gefühle ist derart groß, dass

Ohnmacht, Hilflosigkeit und Ausgeliefertsein die traumatisierende Situation und das Erleben beherrschen. Es ist niemand da oder in der Lage, die Betroffenen zu schützen. Das vortraumatische Selbst- und Weltbild trägt nicht mehr, gibt keine Sicherheit.

Auf körperlicher Ebene läuft das Notfallprogramm, was das körperliche Überleben garantieren soll. Das Stresssystem arbeitet auf Hochtouren. Die Notfallreaktionen sind gestartet: Es geht um alles oder nichts.

Irgendwann ist der traumatisierende Akt beendet. Das Überlebenssystem reguliert sich langsam herunter. Dennoch hat die betroffene Person noch nicht realisieren können, dass das Grauen vorbei ist. Sie befindet sich in einer Art Schockzustand. Gefühlsmäßig geht die Qual weiter.

**Das Wichtigste in Kürze**

Familienangehörige, Partner, Kollegen etc. können in dieser frühen Bewältigungsphase beobachten, dass der Betroffene

- unruhig ist und ständig hin- und herläuft,
- erstarrt wirkt und wie gebannt auf einen Fleck schaut,
- sich bei jedem (auch vertrautem) Geräusch erschreckt,
- abwesend wirkt und schwer erreichbar scheint,
- Naheliegendes vergisst,
- Konzentrationsprobleme hat und wirkt, als höre er nicht zu,
- Angst hat,
- denkt/äußert, er habe selbst das Trauma verursacht, und sich die Schuld gibt,
- nicht schlafen bzw. ein- und durchschlafen kann und ständig müde ist,
- keinen Hunger hat bzw. unter einem ständigen Hungergefühl leidet,
- keine gewohnten Tagesstrukturen einhalten kann (Verlust des Zeitgefühls),
- traurig ist und viel weint sowie
- gereizt und aggressiv reagiert, auch bei Kleinigkeiten.

Die Symptome treten nicht zwangsläufig alle gleichzeitig auf. Sie können wechseln oder nur teilweise vorhanden sein.

Je nachdem, um welches traumatisierende Ereignis es sich handelt, sind zunächst hilfsbereite Mitmenschen (z. B. der Autofahrer des nachfolgenden Autos, der Nachbar etc.), Polizei oder Feuerwehr, Ersthelfer, Rettungssanitäter, Notarzt und Notfallseelsorger vor Ort. Sie können zunächst helfen, den Schock erträglicher zu gestalten.

## Was können Betroffene tun?

Ein Psychotrauma ist ein schwerwiegendes Ereignis. Das Erlebte ist sehr belastend. Die Folgen äußern sich in komplexen und weitreichenden Reaktionen, die dem Ereignis angemessen sind. Trotzdem scheinen sie »unlogisch«, irrational oder gar verrückt.

*Wichtig: Die angemessenen Reaktionen erscheinen zwar verrückt, der Betroffene ist aber nicht verrückt.*

In der akuten Situation bestimmen die Überflutung von unerträglichen Gefühlen und die Erstarrung das Geschehen. Eine zielgerichtete Handlung ist nicht möglich. Das, was um die betroffene Person herum geschieht, ist teilweise noch vom Bewusstsein abgekoppelt.

Es kann jedoch vorkommen, dass jemand, der selbst betroffen ist, eigene Gefühle und Schmerzen abspaltet und trotz eigener Verletzung bei der Bergung anderer Leidensgenossen mithilft. Die Stresshormone ermöglichen es, zu funktionieren. Erst in dem Moment, in dem nichts mehr zu tun ist, alle in Sicherheit sind, spürt der Betroffene, dass er selbst verletzt ist.

Im Folgenden finden Sie eine kleine Auswahl von Gefühlen aufgeführt, von denen Betroffene berichten. Sie selbst können diese Gefühle eventuell zeitweise auch spüren. Es kann sein, dass

Sie nur einiges davon spüren oder nur manchmal oder dass sich die Gefühle abwechseln.

*Wichtig: Es gibt keine falschen Gefühle, auch wenn sich das, was Sie gerade fühlen, sehr fremd, falsch und verrückt anfühlen kann.*

Eine kleine Auswahl von möglichen Gefühlen finden Sie hier:

- Alles erscheint unwirklich wie in einem Traum.
- Gefühle von Hilflosigkeit und Ohnmacht
- das Gefühl, nichts mehr zu können
- Alles fühlt sich fremd an.
- das Gefühl, alles sei in Watte gepackt
- das Gefühl, am ganzen Körper zu zittern
- das Gefühl, »neben sich zu stehen«
- das Gefühl, als würden die Beine einen nicht mehr tragen
- Die Geräusche sind gedämpft oder sehr laut.
- das Gefühl, wie eine Marionette fremdgesteuert zu werden
- Man hört andere etwas sagen, kann die Worte aber nicht verstehen.
- Es ist, als hätte jemand die Zeit angehalten.
- das Gefühl, erschöpft und aufgedreht zugleich zu sein
- das Gefühl, nicht zur Ruhe kommen zu können
- die Angst, keiner könne einem helfen
- das Gefühl, niemand könne wirklich verstehen, wie man sich fühlt
- die Angst, die »verrückten« Gefühle könnten nicht mehr aufhören

In dieser Situation geht es nicht darum, so zu tun, als wäre nichts geschehen, und den Alltag fortzusetzen, weiterzumachen nach dem Motto: »Augen zu und durch«. Das Sicherheitsgefühl, das Vertrauen in seine Mitmenschen und das eigene Handeln ist sehr erschüttert worden.

Wenn Sie durch das Trauma körperliche Verletzungen erlitten haben, müssen diese zuerst versorgt und behandelt werden.

Der nächste Schritt besteht darin, das Gefühl für Sicherheit und Selbstbestimmung zurückzuerlangen. Das Stresssystem läuft aber noch auf Hochtouren. Der Organismus hat noch nicht realisiert, dass das Grauen vorbei ist. Jetzt geht es darum, den Stress abzubauen, das Stresssystem herunterzufahren.

**Das Wichtigste in Kürze**

*Was können Sie selbst tun?*

- Achten Sie vor allem auf das, was Ihnen guttut (schlafen, essen, spazieren gehen, alleine sein, Musik hören, sich mit vertrauten Menschen treffen etc.).
- Gönnen Sie sich die Zeit, die Sie persönlich zur Verarbeitung benötigen, jeder Mensch ist anders.
- Prüfen Sie, ob Sie Unterstützung benötigen. Wenn möglich nehmen Sie die Hilfe an.
- Legen Sie fest, wie diese Unterstützung aussehen soll (Dauer, Intensität, Art und Weise etc.).
- Suchen Sie einen Ort auf, an dem Sie sich sicher fühlen können (bei Freunden, der Familie etc.) oder lassen Sie sich gegebenenfalls an einen solchen Ort bringen.
- Manchmal kann es hilfreich sein, sich medizinische oder therapeutische Hilfe zu suchen.
- Gestatten Sie sich, eventuell vorübergehend nicht zur Arbeit, zur Uni oder zur Weiterbildung zu gehen.

## Was können Helfer tun?

Es kann sein, dass auch Helfer – vor allem nahestehende Personen – ähnliches fühlen wie die Betroffenen. Sollte das bei Ihnen der Fall sein, ist das ein Zeichen dafür, dass Sie sich sehr gut in die betroffene Person einfühlen können, sich im positiven Sinne von den Gefühlen »anstecken« lassen können. Wichtig ist, dass Sie Ihr Gefühl für sich selbst mit den dazugehörigen Wünschen und Bedürfnissen nicht verlieren.

Von der »Ansteckungsgefahr« bei traumatisierenden Erfahrungen sind auch die Helfer betroffen. Wie bei einer Erkältung, bei der auch der Angesteckte schließlich Fieber und Husten bekommen, besteht die Gefahr, dass Sie als Helfer bei einem Psychotrauma ähnliche Gefühle und Verhaltensweisen zeigen wie der Traumatisierte. Ähnlich wie bei Infektionskrankheiten ist es sinnvoll, das eigene Abwehrsystem zu stärken und gut für sich zu sorgen, um angemessene Unterstützung überhaupt anbieten zu können. Sich selbst zu stärken kann auch bedeuten, sich selbst Rat und Unterstützung zu holen, wenn die Belastung zu groß werden sollte.

Unmittelbar nach der traumatischen Situation benötigen betroffene Personen Unterstützung, um wieder ein Sicherheitsgefühl zu erlangen. Zunächst ist es wichtig, den Ort des Schreckens zu verlassen und sich an einen Ort zu begeben, der mehr Sicherheit verspricht. Das kann der Straßenrand oder der Rettungswagen sein, aber auch die Wohnung der Nachbarn oder eine Klinik. Sofern jemand körperliche Verletzungen erlitten hat, ist es zunächst oberste Priorität, dass diese medizinisch versorgt werden.

Manche Betroffene sind derart erstarrt, dass sie nicht selbständig den Ort des Schreckens verlassen können. In diesem Fall ist es hilfreich, wenn Außenstehende für die körperliche Sicherheit sorgen, ohne jedoch über den Betroffenen zu bestimmen. Sprechen Sie die traumatisierte Person an, reden Sie deutlich und bestimmt und erklären Sie, dass Sie mit ihm jetzt den Ort verlassen möchten, um einen besseren Ort aufzusuchen. Bringen Sie sich und andere nicht unnötig in Gefahr.

Um das Sicherheitsgefühl weiter zu etablieren, können verschiedene Handreichungen entlastend sein. Je nach Erlebnis kann das ein Schluck Wasser, eine wärmende Decke, frische und trockene Kleidung, ein Handtuch und Seife sein – alles, was zu einem besseren Körpergefühl führt.

Als Helfer müssen Sie sich darüber im Klaren sein, dass der Traumatisierte in seiner Angst gefangen ist, er kann aufgrund der verzerrten Wahrnehmung gar nicht realisieren, dass Sie gekommen sind, um ihn zu unterstützen. Vielmehr verhält er sich, als wären Sie der Verursacher, was dazu führt, dass er versucht, Sie aggressiv abzuwehren. Beruhigendes Zureden und Erklären, wer man ist und was man als Nächstes tun möchte, können helfen, den Betroffenen wieder im Hier und Jetzt zu verorten. Dem Impuls, die betroffene Person zu berühren oder in den Arm zu nehmen, sollte man nur nachgeben, wenn es ein vertrauter Mensch ist und man mit Gewissheit weiß, dass er berührt oder umarmt werden möchte.

Akut traumatisierte Menschen erleben es als hilfreich, wenn jemand da ist, im Sinne von anwesend sein. Sie brauchen einen Zuhörer, der nicht wie ein Detektiv ausfragt. Die Wünsche des Betroffenen bilden den Maßstab für die Unterstützung, denn er weiß am besten, was ihm hilft.

**Das Wichtigste in Kürze**

*Was können Sie selbst tun?*

- Achten Sie auf die Grenzen *Ihrer* Belastbarkeit.
- Denken Sie daran, dass ein Trauma alles durcheinanderbringt. Für den Betroffenen ist nichts mehr wie vor dem Trauma.
- Achten Sie auf die Wünsche und Bedürfnisse des traumatisierten Menschen und respektieren Sie diese.
- Schenken Sie dem Betroffenen Ihre Aufmerksamkeit, hören Sie zu, ohne ihn auszufragen.
- Respektieren Sie, dass sich der Betroffene nicht wie gewohnt/vertraut verhält.
- Unterstützen Sie ihn dabei, in den gewohnten Tagesablauf zurückzufinden (Essen, Schlafen, Bewegen, Ruhe etc.).
- Lassen Sie dem Betroffenen Zeit.
- Berücksichtigen Sie die »Ansteckungsgefahr«.
- Nehmen Sie sich zurück, wenn Ihre Unterstützung nicht (mehr) benötigt wird.

Vertraute Personen können wie ein Bindeglied zwischen der Vergangenheit vor dem Trauma und der noch ungewissen Zukunft sein. Sie können so die Hoffnung vermitteln, dass das Leben weitergeht.

## Die akute Belastungssituation: langsamer Schockabbau

In der ICD-10 wird die akute Belastungsreaktion als eine vorübergehende Störung beschrieben, die sich als Folge einer »außergewöhnlichen« körperlichen oder psychischen Belastung entwickelt. Die akute Belastungsreaktion bildet sich innerhalb von Stunden oder Tagen zurück.

Die Symptome, die diese Phase kennzeichnen, sind

- ein Gefühl von »Betäubung«,
- Probleme, positive Gefühle wahrzunehmen,
- eine eingeschränkte Aufmerksamkeit,
- Probleme, sich zu erinnern,
- sehr gute Erinnerungen an Details,
- eine erhöhte Schreckhaftigkeit,
- eine verzerrte Wahrnehmung,
- eine Einengung des Bewusstseins,
- Probleme, Reize zu verarbeiten, und
- Desorientiertheit.

In dieser Phase der Verarbeitung haben die Betroffenen den Ort der Traumatisierung verlassen, sie befinde sich in der Regel äußerlich in Sicherheit, auch wenn sie diese innerlich noch nicht spüren können. Zu diesem Zeitpunkt ist es sehr leicht, die Stressreaktion wieder auszulösen. Die Betroffenen stehen vor der Aufgabe, »ein Erlebnis verarbeiten zu müssen, das die subjektiven Bewältigungsmöglichkeiten bei weitem übersteigt« (del Monte, 2010, S. 14). Sie nutzen in dieser Zeit alle zur Verfügung stehenden Möglichkeiten, wieder Anschluss an das Leben vor dem Trauma zu finden. Manche Strategie wirkt von außen betrachtet eher hilflos und wenig erfolgsversprechend. Es geht aber nicht anders.

In dieser Bewältigungsphase tauchen überfallartig Flashbacks und Intrusionen der traumatisierenden Situation auf. Diese quälenden Erinnerungsbilder, Gedanken und Gefühle belasten noch nachträglich. Ebenso quälend sind Schuldgefühle oder die Frage, wie die Katastrophe hätte vermieden werden können – Fragen, auf die es keine zufriedenstellende Antwort zu geben scheint. Andererseits ist auch die Leugnung des Geschehens eine mögliche Bewältigungsstrategie. Was nicht geschehen ist, kann nicht zu schmerzhaften Verletzungen führen.

Es gibt keine allgemeingültigen Regeln darüber, was am besten wirkt. Für den einen hilft joggen, für den anderen Musik hören oder selbst spielen. Während der eine das Bedürfnis hat, das Ereignis seinen Angehörigen immer wieder zu erzählen, schweigt ein anderer sich lieber darüber aus. Alles, was guttut, was die Beschwerden reduziert, ist hilfreich. Vertraute Wege der emotionalen Stabilisierung sind jetzt hilfreich.

**Das Wichtigste in Kürze**

Die Tage nach dem traumatisierenden Ereignis stehen noch sehr unter dem Eindruck des Traumas. Die Zeit ist körperlich und emotional sehr kräftezehrend und erschöpfend für die Betroffenen.

Traumatisierte Menschen berichten, dass sie

- es vermeiden, den Ort des Geschehens aufzusuchen,
- es vermeiden, darüber zu sprechen, was ihnen widerfahren ist,
- nicht daran erinnert werden möchten, aber auftauchende Gedanken und Gefühle an das Ereignis nicht beeinflussen können,
- sich verhalten, als wäre nichts geschehen,
- sich nur schwer konzentrieren können,
- gereizt und aggressiv sind, ohne aktuell erkennbaren Grund,

- sehr schreckhaft sind,
- sich unruhig fühlen,
- sich abwesend fühlen und kaum ansprechbar sind,
- alles fremd und unvertraut empfinden,
- eine veränderte Tagesstruktur haben,
- Schlafprobleme haben,
- ein verändertes Essverhalten haben sowie
- eine niedergedrückte Stimmung haben.

## Was können Betroffene tun?

- Tun Sie alles, was entlastet und guttut, ohne sich oder anderen Schaden zuzufügen. Lenken Sie sich ab.
- Probieren Sie aus, ob Ihnen das, was Sie sonst in schwierigen Situationen tun, auch jetzt hilft (Stabilisierung).
- Grenzen Sie sich ab, wenn andere gute Ratschläge verteilen. Sie wissen besser, was Ihnen hilft.
- Bitten Sie um Unterstützung, wenn Sie Hilfe benötigen.
- Teilen Sie den anderen mit, was Ihnen helfen könnte.
- Sprechen Sie über das Ereignis, wenn Ihnen danach zumute ist.
- Suchen Sie Ihren (Haus-)Arzt auf, wenn körperliche Probleme neu auftauchen oder sich bestehende Erkrankungen (z. B. Bluthochdruck, Diabetes etc.) verändern.
- Versuchen Sie, wieder in den vertrauten Tagesrhythmus zu finden, auch wenn es Ihnen zunächst nur schrittweise gelingt.

## Was können Helfer tun?

Im häuslichen Umfeld ist es hilfreich, so viel Normalität wie möglich aufrechtzuerhalten. Unterstützen Sie dann den Betroffenen, wenn er es selbst nicht mehr kann. Es ist oft hilfreich, wenn Sie im Vorfeld benennen, was Sie tun möchten, zum Beispiel: »Ich kann das Kochen übernehmen«. Geben Sie Ihrem Angehörigen oder Freund das Gefühl, dass er mitbestimmen könne, damit er sich nicht an den Rand gedrängt fühlt.

Für Angehörige ist es meist kaum auszuhalten, einfach nur da zu sein und nicht aktiv zu werden, weil sich so nur schwer die eigene Hilflosigkeit verbergen lässt. Solange man beschäftigt ist, lässt sich die Illusion besser aufrechterhalten, man könne etwas tun und damit helfen. Verschwindet diese Illusion, werden auch die Angehörigen von den eigenen Ohnmachtsgefühlen eingeholt. Es ist nicht leicht zu ertragen, einem persönlich nahestehenden Menschen nicht helfen zu können. In diesen Situationen können sich vor allem bei nahestehenden Angehörigen ähnliche Gefühle einstellen, wie sie auch der Betroffene erlebt. Dabei können bei ihnen Ängste aufkommen, der Partner finde nicht mehr aus dieser Verfassung heraus und werde nie wieder so sein wie vor dem Trauma. Das verunsichert auch die Helfer, denn die Angst, etwas falsch zu machen, kann lähmen. Wichtig ist, dass auch Sie als Helfer gut für sich sorgen:

- Denken Sie daran, dass alle Bewältigungsbemühungen aus der Sicht des Betroffenen *gut* sind – auch die »unlogischen« Strategien, denn seinem Empfinden nach sind nur diese Strategien im Augenblick sinnvoll und entlastend.
- Bewerten Sie seine Strategien nicht.
- Unterstützen Sie den Betroffenen darin, wieder Zugang zu seinem Alltagsleben zu bekommen (Tagesrhythmus, berufliche Tätigkeit, Kontakt in der Familie etc.).
- Besprechen Sie mit dem Betroffenen, wie Ihre Hilfe aussehen könnte.
- Ermutigen Sie ihn in seinem Glauben an die eigene Wirksamkeit, an das eigene Können und die Zukunft.
- Bieten Sie sich als Zuhörer an, ohne auszufragen.
- Holen Sie sich gegebenenfalls für die ganze Familie oder andere Berufskollegen Unterstützung, wenn Sie merken, dass alle mit der Belastung überfordert sind.

## Die Anpassungsstörung

Im ICD-10 wird die Anpassungsstörung wie folgt beschrieben:

> »Hierbei handelt es sich um Zustände von subjektiver Bedrängnis und emotionaler Beeinträchtigung, die soziale Funktionen und Leistungen behindern und während des Anpassungsprozesses nach einer entscheidenden Lebensveränderung oder nach belastenden Lebensereignissen auftreten. Die Belastung kann das soziale Netz des Betroffenen beschädigt haben (wie bei einem Trauerfall oder Trennungserlebnissen) oder das weitere Umfeld sozialer Unterstützung oder soziale Werte (wie bei Emigration oder nach Flucht)« (ICD-10 F43.2).

Zur zeitlichen Einordnung heißt es: »Die Störung beginnt im Allgemeinen innerhalb eines Monats nach dem belastenden Ereignis oder der Lebensveränderung. Die Symptome halten meist nicht länger als 6 Monate an, außer bei der längeren depressiven Reaktion« (ICD-10 F43.21).

Die Anzeichen für eine Anpassungsstörung sind ganz unterschiedlich und umfassen depressive Stimmungen, Ängste oder Sorgen (oder eine Mischung von diesen). Außerdem können Betroffene das Gefühl haben, mit den alltäglichen Anforderungen nicht zurechtzukommen, diese nicht vorausplanen oder fortsetzen zu können.

Während dieser Zeit befinden sich Betroffene mitten im Verarbeitungsprozess, der durch die in Kapitel 3 »Die Bewältigung des Traumas« beschriebene Pendelbewegung unterstützt wird. Sofern die Kombination aus Risiko- und Schutzfaktoren förderlich auf den Verarbeitungsprozess einwirkt, verändern sich Gefühl und Verhalten. Bleibt die emotionale Nähe zum Trauma eng (das heißt, das Überlebensprogramm schaltet sich kurzfristig wieder ein), fühlen sich die betroffenen Personen weiterhin schlecht und zeigen die zuvor beschriebenen Symptome.

Zu dieser Nähe kommt es meist durch sogenannte Auslösereize oder Trigger, denn während des Bewältigungszeitraums können viele Ereignisse erneut die Bilder der traumatischen Situation wachrufen, zum Beispiel die Entlassung aus der Klinik, der wiederholte Kontakt mit behandelnden Ärzten oder Physiotherapeuten, der Wiedereinstieg ins Berufsleben, die Auseinandersetzung mit Versicherungen oder der Abschied von nahestehenden Personen. Es kann sich hier andeuten, dass das Trauma vielleicht bleibende Narben oder Einschränkungen hinterlassen könnte.

Andererseits baut sich der körperliche Stress zusehends ab (das Notfallprogramm ist nicht mehr notwendig) und Betroffene fühlen sich wieder verbundener mit dem vertrauten Leben vor dem Ereignis. Es geht ihnen auch zeitweise wieder gut. Auch Helfer, die sich am Trauma »angesteckt« haben, spüren eine Veränderung: Trauer, Melancholie, Angst, Aggressivität und Verzweiflung werden von Momenten unterbrochen, in denen das Gefühl aufkommt, dass vieles wieder gut gelingt und Freude macht. Auch während der »Ansteckungsphase« findet also diese Pendelbewegung statt.

Der Wechsel von Sich-gut-Fühlen und sich Wieder-wie-im-Trauma-Fühlen kennzeichnet diese Verarbeitungsphase. Solange es diese innere Bewältigungsbewegung gibt, stehen die Chancen gut, die traumatische Erfahrung in die eigene Lebensgeschichte zu integrieren.

**Das Wichtigste in Kürze**

Betroffene können Symptome zeigen wie

- Ein- und Durchschlafstörungen,
- Albträume mit nächtlichem Erwachen,
- zeitweise körperliche Symptome wie Herzrasen, Schwitzen und Zittern,
- Unruhe,
- erhöhte Schreckhaftigkeit,
- Gereiztheit und Aggressionen,
- Selbstzweifel und Selbstwertprobleme,
- Grübeln und depressive Verstimmung,

- Angst und existentielle Ängste,
- körperliche Symptome wie erhöhter Blutdruck, Schmerzen und Einschränkungen der körperlichen Fähigkeiten (geringe Belastbarkeit, Beweglichkeit, Essprobleme, verstärkter Konsum von Suchtmitteln etc.),
- Konzentrationsprobleme,
- schnelles Vergessen und Sich-nicht-erinnern-Können sowie
- Probleme in Beziehungen/Partnerschaften.

Es gibt aber auch Symptome wie
- gute Leistungsfähigkeit,
- gutes Selbstwertgefühl,
- Zuversicht,
- Kreativität,
- hohe körperliche Ausdauer,
- gute Beziehungsgestaltungen,
- das Gefühl, alles sei wie vor dem Trauma, sowie
- das immer leichtere Sprechen über das Erlebte, ohne heftige emotionale Reaktionen.

## Was können Betroffene tun?

- die Pendelbewegung wahrnehmen: Es gibt nicht nur »das Gruselige«, sondern ins Leben kommt auch immer mehr Normalität und Gewohnheit zurück.
- Auslösereize erkennen und zeitlich einordnen, der Vergangenheit zuordnen
- weiterhin auf das achten, was guttut, und eventuell neue positive Erfahrungen sammeln (Posttraumatische Reife)
- sich mit Ängsten auseinandersetzen (Angst vor dem Busfahren oder vor dem Ort des Geschehens etc.) und gegebenenfalls Hilfe einfordern
- für einen stabilen Tagesrhythmus sorgen

- vertraute Stabilisierungsmöglichkeiten (z. B. spazieren gehen, Sport treiben, musizieren, aufräumen etc.) nutzen oder Stabilisierungsübungen erlernen
- vertraute Sozialkontakte wieder aufnehmen und nutzen (Familie und Freunde besuchen, Vereinsleben etc.)
- wieder zur Arbeit, in die Universität oder in die Schule gehen
- die eigenen Grenzen beachten sowie Über- und Unterforderung vermeiden
- (professionelle) Hilfe aufsuchen, wenn notwendig

## Was können Helfer tun?

- Pendelbewegung zwischen Traumanähe und gesunden Erfahrungen fördern
- gegebenenfalls auf das, was wieder gut klappt, hinweisen
- dabei unterstützen die Auslösereize zu erkennen und zuzuordnen (»Immer, wenn der Rettungswagen vorbeifährt, zuckst du zusammen.« etc.)
- auf Wunsch die Konfrontation mit den Ängsten begleiten (gemeinsam den Ort des Geschehens aufsuchen, eventuell mehrmals etc.)
- die Selbstverantwortung des Betroffenen fördern (vertraute Aufgaben in der Familie übernehmen lassen etc.)
- Sozialkontakte gegebenenfalls gemeinsam pflegen
- die eigenen Grenzen beachten
- (professionelle) Hilfe einfordern, wenn notwendig

In der Regel zeichnet sich innerhalb der ersten Monate dieses Bewältigungszeitraumes ab, ob die Verarbeitung der traumatischen Erfahrung und damit die Integration in die Lebensgeschichte in dieser Zeit gelingt.

*Wichtig: Nicht jeder Mensch, der eine traumatische Erfahrung macht, entwickelt automatisch eine Posttraumatische Belastungsstörung.*

Sollte sich aber eine PTBS andeuten, ist eine professionelle Unterstützung bei der Traumaverarbeitung sinnvoll.

## Die Entwicklung einer PTBS

Unter ungünstigen Bedingungen (unzureichende Schutzfaktoren, Traumatisierungen in der Vorgeschichte, keine ausreichende Unterstützung etc.) gerät die Verarbeitung eines Traumas ins Stocken. Die Gefühle, die an das Trauma erinnern, bleiben sehr präsent, sodass das Pendel in der Nähe des Traumas verharrt. Angst, Hilflosigkeits- und Ohnmachtsgefühle und Verzweiflung – all die Gefühle aus der traumatischen Situation – behalten die Oberhand. Das Trauma bleibt aktiv. Die Angst, erneut traumatisiert zu werden, bestimmt das Leben. Das Stresssystem kann nicht zur Ruhe kommen.

Auf Dauer schlägt sich dies auch in körperlichen Beschwerden und Erkrankungen nieder. Die Psychoneuroimmunologie – ein relativ neuer Wissenschaftszweig, der die Wirkung der Psyche auf das körperliche Immunsystem untersucht – legt nahe, dass die Wechselwirkung zwischen Körper und Psyche unbedingt berücksichtigt werden muss. Diese neuen Kenntnisse helfen zu verstehen, dass der Körper auf heftige emotionale Belastungen auch mit körperlichen »psychosomatischen« Erkrankungen (z.B. Entzündungen, Schmerzen, hormonelle Störungen) reagiert und dass auch körperliche Erkrankungen (z.B. unfallbedingte Verletzungen, bleibende Behinderungen) die Gesundung der Psyche beeinträchtigen können.

Das traumabedingte Misstrauen verändert auch die Beziehungen zu Partnern, Familienangehörigen, Freunden und Kollegen. Betroffene versuchen, auf unterschiedliche Weise die nicht auszuhaltenden Gefühle zu bändigen. Je nach Persönlichkeitsstruktur sind verschiedene Wege denkbar. Egal, welchen ein Betroffener auch einschlagen mag, es ist für ihn in diesem Augenblick der einzig gangbare. Das bedeutet, den von ihm gewählten

Weg zunächst als Selbstheilungsversuch zu akzeptieren, bis der Betroffene einen besseren gefunden hat.

Es gibt folgende Grundtypen der Verarbeitung (Hinckeldey & Fischer, 2002, S. 131ff.):

- das Vermeiden von allem, was die Angst verstärken könnte
- das Bedürfnis, sich wegzubeamen, zu dissoziieren, nichts mehr zu spüren
- übertriebenes Arbeiten bis hin zum Burn-out
- körperliche Erkrankungen
- Suchtmittelkonsum
- so tun, als wäre nichts passiert

Ob jemand eine PTBS entwickelt, zeichnet sich oft schon in den ersten Monaten nach dem traumatisierenden Ereignis ab. Bei guten Verläufen der Traumabewältigung nehmen die Intrusionen und Flashbacks langsam ab, positive Erfahrungen bekommen wieder mehr Bedeutung. Entwickelt sich eine PTBS, scheint das Pendel gefühlsmäßig in der Nähe zum traumatischen Erleben festzustecken. Betroffene leiden zunehmend unter den Traumasymptomen. Ihre Stimmung wird depressiver und ihre Hoffnung auf Besserung schwindet.

Betroffene erleben sich wie »auf verlorenem Posten«, verzweifeln, suchen die Schuld bei sich und entwerten sich selbst (»Ich habe das verdient!«, »Ich bin eh der letzte Dreck!«, »Das war schon immer so!« etc.). Sie fühlen sich kraftlos und erschöpft. Nichts geht mehr!

Für nahestehende Angehörige ist es oft schwierig, diese Verfassung auszuhalten. Durch die »Ansteckung« kann es dazu kommen, dass Angehörige selbst ärgerlich werden oder das Gefühl haben, der Betroffene strenge sich nicht an, sondern verharre in Selbstmitleid und wolle gar nicht, dass es besser werde. Die Ängste vor allem Möglichen sind für Außenstehende oft nicht nachvollziehbar.

Ebenso ist es schwer zu verstehen und zu akzeptieren, dass Handlungen (Kinder versorgen, zeitig aufstehen, den Beruf ausüben, einkaufen gehen, den Haushalt erledigen etc.), die bisher unproblematisch waren, auf einmal nicht mehr möglich sein sollen.

Aus diesem Grund fällt es Angehörigen, Kollegen und Freunden oft nicht leicht, die Ruhe zu bewahren. Betroffene werden als unzuverlässig erlebt, sie beteiligen sich nicht mehr an sozialen Aktivitäten und fallen überraschend aus. Ärger und Wut kommt auf und der traumatisierten Person werden schnell Vorwürfe gemacht: »Stell dich nicht so an!«, »Reiß dich zusammen!« oder »Das hat doch früher immer geklappt!« Freunde ziehen sich zurück, der Traumatisierte bleibt unter Umständen alleine. Die Vorwürfe der anderen bestärken die verzerrte Selbstwahrnehmung des Betroffenen, zum Beispiel nichts wert oder schuldig zu sein. Der Bewältigungsprozess kann daher durch die Reaktionen der anderen zusätzlich verzögert werden.

*Wichtig: Jemand, der eine PTBS entwickelt, ist kein Simulant. Die unzureichenden Bewältigungsmöglichkeiten lassen zur Zeit keine anderen Verhaltensweisen zu. Im Erleben Betroffener ist nichts mehr so, wie es war.*

Eine wichtige Aufgabe besteht jetzt darin, diesen krankmachenden Prozess zu unterbrechen und in eine gesunde Entwicklung zu lenken. Für diese Aufgabe benötigt ein traumatisierter Mensch, der an einer PTBS leidet, professionelle psychotherapeutische Unterstützung.

**Das Wichtigste in Kürze**

- Eine PTBS entwickelt sich, wenn der natürliche Verarbeitungsprozess ins Stocken gerät.
- Der Verarbeitungsprozess kann aus verschiedene Gründen nicht gut verlaufen.
- Betroffene blockieren den Prozess nicht absichtlich, sie können nicht anders.

- Durch die »Ansteckung« spüren Helfer unter Umständen negative Gefühle und Impulse dem Betroffenen gegenüber.
- Die verzweifelte oder aggressiv aufgeladene Stimmung der Betroffenen ist für Angehörige oft nur schwer auszuhalten.
- Durch ungünstiges Verhalten vonseiten der Mitmenschen (z. B. Vorwürfe machen) kann der krankmachende Prozess verstärkt werden.
- Eine PTBS bedarf einer professionellen psychotherapeutischen Unterstützung.
- Auch eine PTBS ist gut behandelbar!

## Was können Betroffene tun?

- Nutzen Sie vertraute Möglichkeiten, sich abzulenken, oder greifen Sie auf hilfreiche Strategien (Stabilisierungsübungen) zurück.
- Sprechen Sie mit Ihren Angehörigen darüber, dass die Entwicklung gerade zum Stillstand gekommen ist und Sie Hilfe benötigen.
- Suchen Sie einen Psychotherapeuten auf, der sich mit dem Verlauf und der Behandlung von Traumafolgen auskennt.
- Denken Sie daran, die traumatische Situation war verrückt, Sie sind nicht verrückt!

## Was können Helfer tun?

- Benennen Sie Ihre Gefühle (z. B. Ärger, Ungeduld etc.), ohne Vorhaltungen zu machen.
- Bieten Sie dem Betroffenen an, ihn gegebenenfalls bei der Suche nach einem geeigneten Therapeuten zu unterstützen.

- Schaffen Sie Freiräume für sich, um Ihre eigene »Ansteckung« in Grenzen zu halten.
- Sorgen Sie gut für sich und suchen Sie sich selbst gegebenenfalls auch professionelle Unterstützung.
- Bleiben Sie in Kontakt mit dem traumatisierten Menschen, lassen Sie ihn nicht alleine.

## Die komplexe Traumafolgestörung

An dieser Stelle möchte ich nur kurz auf die komplexen Traumafolgestörungen (kurz: kPTBS) eingehen. Die Symptome und Beschwerden sind so komplex, individuell und vielschichtig, dass hier lediglich ein Überblick gegeben werden kann. Dementsprechend weisen die ersten Diagnosen in der Regel auch nicht sofort auf zugrunde liegende Traumata hin. Je nachdem, welche Symptomatik vorherrscht, können zum Beispiel rezidivierende depressive Episoden (ICD-10 F33), somatoforme Störungen (körperbetonte Symptome nach ICD-10 F45) oder somatoforme Schmerzstörungen (ICD-10 F45.4), eine Borderline-Persönlichkeitsstörung (ICD-10 F60.3), Essstörungen (ICD-10 F50), Suchtstörungen (ICD-10 F1) oder die andauernde Persönlichkeitsänderung nach Extrembelastung (ICD-10 F62.0) und noch weitere Störungsbilder diagnostiziert werden.

*Wichtig: Bei solch unterschiedlichen Diagnosen ist eine auf Helfer und Betroffene zugeschnittene Beratung und Therapie unbedingt notwendig.*

Je heftiger der natürliche Verarbeitungsprozess gestört wird und je häufiger sich die traumatisierenden Erfahrungen wiederholen, desto schwerwiegender werden die Folgen für den Betroffenen. Aus diesem Grund wird es für ihn zunehmend schwieriger, die Traumatisierung zu verarbeiten. Komplexe Traumafolgeerkrankungen sind schwere Krankheitsbilder, die eine stationäre Behandlung in einer Fachklinik notwendig machen können, bevor eine ambulante Psychotherapie begonnen werden kann.

Die Grundlagen und die Bewältigungsversuche sind bei allen Traumafolgen zunächst gleich. Das heißt, auch bei komplexen Traumatisierungen nähern Betroffene sich zeitweise der traumatischen Situation an, um sich dann wieder eher den Bewältigungsversuchen zuzuwenden. Auch hier gibt es Flashbacks (Erinnerungsbilder), ebenso können Geräusche, Gerüche und andere Sinneswahrnehmungen an das Trauma erinnern. Die Intensität der traumatisierenden Erfahrung spiegelt sich dann auch in den Symptomen und Beschwerden wider. Schlaf- und Essstörungen treten auf. Bekannte Beispiele sind die von vernachlässigten Kindern, die Probleme haben, sich berühren oder in den Arm nehmen zu lassen, oder Menschen (z. B. mit einer Borderline-Störung), deren Stimmung von einem Augenblick zum nächsten Augenblick extrem umschlagen kann. Auch die Gefühle können sehr heftig sein, zum Beispiel wenn Betroffenen alles Angst macht oder sie ganz im Gegenteil überhaupt kein Angstgefühl mehr spüren. Die Versuche, das Erlebte zu bewältigen, sind so eindrücklich und individuell wie die Lebensgeschichten der Betroffenen.

Auch komplex traumatisierte Menschen wollen mit ihren Symptomen und Beschwerden niemanden ärgern oder verletzen, sie verfügen in dem jeweiligen Moment nur über keine andere Ausdrucksweise. Bei komplexen Krankheitsbildern, die den Persönlichkeitskern betreffen, reichen die Bewältigungsbemühungen bei Weitem nicht aus, um Traumatisierungen ohne Hilfe zu verarbeiten, denn hier wird die Persönlichkeitsentwicklung nachhaltig beeinträchtigt.

Komplexe Traumafolgeerkrankungen können die Folge von vorgeburtlichen, frühen und wiederholten Traumatisierungen sein, wie man sie aus Beispielen bei Vernachlässigung, häuslicher Gewalt, Partnerschaftsgewalt oder wiederholter sexualisierter Gewalt kennt. Auch Traumatisierungen als Kriegsfolgen oder nach Naturkatastrophen sind in der Regel Erfahrungen, die sich wiederholen.

Bei frühen Traumatisierungen steht Betroffenen ein nur unzureichend entwickelter Bewältigungsapparat zur Verfügung. Daher sind Kinder und Jugendliche in extrem belastenden Situationen auf die Unterstützung von hilfreichen erwachsenen Bezugspersonen (Eltern, Ersatzeltern, Erzieher etc.) angewiesen. Wie viel Unterstützung notwendig ist, hängt vom Alter und den bisherigen Erfahrungen der Heranwachsenden ab. Die Bezugspersonen haben die Aufgabe, Kinder und Jugendliche in schwierigen Situationen zu unterstützen, zum Beispiel indem sie ihnen ihre eigenen Bewältigungsstrategien in Form von Wissen (berichten, was hilfreich sein könnte) oder Handeln (z. B. ein Kind aus einer Gefahrensituation aktiv herausholen) zur Verfügung stellen. Manche dieser Bezugspersonen sind aus unterschiedlichen, oft nachvollziehbaren Gründen nicht in der Lage, die Abwehr der Traumatisierungen stellvertretend für ihre Kinder zu übernehmen, um ihnen so die unaushaltbaren Gefühle erträglicher zu machen.

Bei häuslicher oder sexualisierter Gewalt oder bei Kriegsgeschehen wiederholen sich die belastenden und traumatisierenden Ereignisse. Sie brennen sich regelrecht ein und verhindern die Weiterentwicklung des Bewältigungsapparats. Betroffene machen die Erfahrung, dass ihre Bemühungen, das Trauma zu vergessen, zu keinem dauerhaften Erfolg führen. Kaum hat sich die Situation entspannt, überschreiten Täter erneut die Persönlichkeitsgrenzen. Innerfamiliäre Gewalterfahrungen und Grenzverletzungen wiederholen sich oftmals mehr oder weniger regelmäßig, teilweise über Jahre.

Im Kriegsfall birgt auch die Flucht aus der Heimat belastende Erfahrungen. Der vermeintliche Helfer stellt sich unter Umstände als Krimineller (z. B. als Schlepper) heraus. Auf der Flucht bietet die Dunkelheit der Nacht Opfern und Angreifern einerseits die Möglichkeit, sich zu verstecken; andererseits können Angreifer die Dunkelheit für einen Überfall nutzen. Die basalen

Bedürfnisse wie Schlafen und Essen können dann möglicherweise tagsüber nicht befriedigt werden. Festzuhalten ist jedoch, dass nicht jede Belastung traumatisierend sein muss, aber in der Aneinanderreihung (Khan, 1963) vieler schwerer Belastungen entwickelt sich ein traumatisches Erleben.

In diesen geschilderten Fällen kann sich das Stresssystem nicht erholen. Körper und Psyche erleiden bleibende Verletzungen, die die Persönlichkeitsentwicklung beeinträchtigen. Der andauernde Stress verhindert, dass sich die hilfreichen Bewältigungssysteme für Belastungen weiterentwickeln können. Dies gilt auch für das biologische System, das Gehirn. Damit ist gemeint, dass die Verbindung/Kommunikation der Funktionssysteme im Gehirn unzulänglich bleibt. Dadurch ist es schwierig, neue hilfreiche psychische Abwehrstrategien für die heftigen Gefühle zu entwickeln und zu festigen. Die Betroffenen werden immer wieder von den belastenden Gefühlen überflutet. Sie fühlen sich hilflos, ohnmächtig und abhängig von anderen. Gleichzeitig fällt es ihnen schwer, anderen das notwendige Vertrauen zu schenken. Entsprechend zeigen Betroffene merkwürdige, nicht nachvollziehbare Verhaltensweisen. Sie verteidigen ihre Vorstellungen von der Welt (»Alle anderen sind böse.«, »Ich komme aus meiner Opfersituation nicht heraus.« etc.). Sie vertreten sehr individuelle Erklärungen für ihr wenig zielführendes Verhalten wie Rückzug und Resignation oder zeigen cholerische Wutanfälle. Auch bei noch so gut gemeinten Hilfsangeboten gibt es für Betroffene immer noch ein Hindernis, das Hilfe unmöglich macht (»… aber das geht nicht, weil …«). Nicht selten entwickeln komplex traumatisierte Menschen schwerwiegende körperliche – psychosomatische – Erkrankungen.

Auch in diesen Fällen tragen die Betroffenen keine Schuld an ihrem merkwürdigen und unter Umständen skurrilen Verhalten und Erleben. Vielmehr benötigen sie Mitgefühl, Respekt und professionelle und kompetente Unterstützung, um sich aus der Gefangenschaft des Traumas zu befreien und es nicht an die nächste Generation weiterzugeben.

**Das Wichtigste in Kürze**

Die Ursachen von komplexen posttraumatischen Erkrankungen sind Belastungen, deren Anfänge

- vor der Geburt oder in der frühen Kindheit liegen oder
- in der späten Kindheit, Jugend oder im Erwachsenenalter liegen, sich aber ständig wiederholen und deren Ende nicht absehbar ist.

Die Folgen sind

- Probleme, die eigenen Gefühle zu organisieren (Selbstberuhigung, Ärger, Wut zu steuern),
- Probleme, sich zu konzentrieren,
- Veränderungen in der Wahrnehmung von sich selbst,
- Veränderungen in sozialen Beziehungen sowie
- das »Verschieben« von heftigen Gefühlen auf die Körperebene → körperliche Erkrankungen.

Betroffene können Symptome zeigen wie

- Gefühle von Hilflosigkeit und Ohnmacht, Verlust der Selbstbestimmung,
- das Gefühl, sich nicht wehren, nicht abgrenzen zu können/dürfen,
- depressive Verstimmungen bis hin zu schweren Depressionen,
- Ängste vor allem Möglichen,
- Panikattacken,
- Gefühle von Wertlosigkeit (»Ich bin der letzte Dreck.«),
- Gefühle von Hoffnungslosigkeit (»Hat doch alles keinen Sinn.«),
- Gefühle von Lebensüberdruss bis hin zu Selbsttötungsfantasien (»Ich mach dem Spuk ein Ende.«),
- heftige und unvorhersehbare Stimmungsschwankungen (himmelhoch jauchzend – zu Tode betrübt),
- Vergesslichkeit, Erinnerungslücken, Konzentrationsschwierigkeiten,

- das Gefühl, sich nicht mehr auf die eigene Wahrnehmung verlassen zu können,
- das Gefühl, die Umgebung habe sich verändert (Derealisation),
- die Angst, verrückt zu werden,
- Misstrauen auch gegenüber bisher vertrauten Menschen,
- Rückzug aus vertrauten Beziehungen,
- Suchtverhalten (Alkohol, Drogen, Medien, Beziehungen etc.),
- Probleme am Arbeitsplatz,
- Scham,
- körperliche Beschwerden ohne Krankheitsbefunde (Verdauungssystem, Atmung etc.),
- Schlafstörungen,
- Schmerzen,
- Erschöpfung,
- körperliche Erkrankungen (Herz-Kreislauferkrankungen, Stoffwechselstörungen z. B. der Schilddrüse, Diabetes etc.),
- Störungen des Immunsystems (chronische Erkrankungen, Autoimmunerkrankungen),
- Probleme, eigene aggressive Impulse zu steuern und zu kontrollieren, sowie
- Handgreiflichkeit und verbale Attacken gegenüber Mitmenschen.

## Was können Betroffene tun?

- professionelle Hilfe annehmen (ambulant: Hausarzt, Psychiater, Psychotherapeut; stationär: Kliniken mit »Trauma-Stationen«)
- eventuell verordnete Medikamente einnehmen
- Unterstützung von vertrauten Menschen annehmen

- bei Bedarf mit anderen über das Erfahrene sprechen
- eigene Bedürfnisse ernst nehmen
- sich schützen
- sich ablenken
- den Alltag so normal gestalten wie möglich

## Was können Helfer tun?

- sich über Traumafolgen informieren
- unzureichenden »Selbstbehandlungsversuche« (z. B. nicht zur Arbeit gehen, sich zurückziehen, Drogen konsumieren etc.) als solche akzeptieren und nicht belächeln oder entwerten. Betroffene verfügen zu diesem Zeitpunkt (noch) über keine anderen Möglichkeiten. *Achtung: Akzeptieren heißt nicht, die Selbstbehandlungsbemühungen gutzuheißen!*
- eigene Gefühle und Bedürfnisse im Kontakt mit Betroffenen ernst nehmen
- sich abgrenzen und bei dem bleiben, was Sie tun können und möchten
- Achtsamkeit sich selbst gegenüber und Selbstfürsorge
- die Gefühle des Betroffenen ernst nehmen
- den Betroffenen vor dem Handeln nach dessen Bedürfnissen fragen
- nicht bevormunden oder kontrollieren
- dem Betroffenen zutrauen und zumuten, dass er weiß, was ihm guttut
- die Beschwerden des Betroffenen ernst nehmen, ohne sich »anstecken« zu lassen
- die »Ansteckung« durch traumabedingte Gefühle und Handlungsimpulse wahrnehmen und sich vor ihr schützen
- sich selbst bei Hilflosigkeit und Überforderung Unterstützung holen
- Unterstützen, ohne sich selbst zu verlieren oder verletzen zu lassen

- gegebenenfalls vorübergehend praktische Unterstützung leisten (z. B. den Betroffenen während einer Panikattacke nicht alleine lassen)
- den Alltag so normal gestalten wie möglich
- im Falle von Selbsttötungswünschen, -fantasien für professionelle Hilfe sorgen

# VI Beratung und Psychotherapie

Professionelle Unterstützung nach Traumatisierungen sollte sich an den Bedürfnissen der traumatisierten Person orientieren. Ein wichtiger erster Ansprechpartner ist auf jeden Fall der Hausarzt, da er dem Betroffenen vertraut ist und ihn kennt. Der persönliche Bedarf kann in der Unterstützung während einer akuten Krise, einer Fachberatung zur Abklärung, was notwendig und möglich ist, und der sogenannten Traumatherapie bestehen.

## Krisenintervention oder Psychosoziale Notfallversorgung (PSNV)

Die PSNV unterstützt alle Menschen, die durch ein belastendes Ereignis (Unfall, Verbrechen, Großschadensereignis etc.) in Not geraten sind. Sie wird von unterschiedlichen Institutionen (Kirchen, Städte, Feuerwehr, Polizei etc.) angeboten. Je nach Art der traumatischen Situation (z. B. Unfälle im Straßenverkehr) wird ein Mitglied der Notfallseelsorge (NFS) informiert, das dem Betroffenen noch am Ort des Geschehens zur emotionalen Unterstützung zur Verfügung steht. Die NFS ist ein wesentlicher Teil der organisierten psychosozialen Notfallversorgung. Die Aufgabe der PSNV besteht darin, den Betroffenen in Notfällen beizustehen und sie emotional zu unterstützen. Sie ist für unmittelbar Betroffene, Angehörige, Zeugen oder Helfer zuständig. Dabei spielt die Religionszugehörigkeit der betroffenen Person keine Rolle. Notfallseelsorger helfen jedem Menschen, der in eine Notlage geraten ist.

Ähnlich arbeiten die Kriseninterventionsteams (KIT) anderer Institutionen. Diese Unterstützung kann bei Bedarf auch noch in den nächsten Tagen erfolgen.

Die Helfer sind alle in der Krisenbetreuung ausgebildet und wissen, wie Menschen in akut traumatisierenden Situationen zu betreuen sind. Die PSNV ist keine Therapie, durch sie werden Betroffene in der akuten Phase lediglich stabilisiert. Die Anwesenheit des Notfallhelfers hilft dabei, das Gefühl, in einer unerträglichen Situation alleine zu sein, zu mildern und die Situation erträglicher zu gestalten. Diese Beratungen sind in der Regel für Betroffene kostenfrei.

## Fachberatung für Psychotraumatologie

Klingt der Schock langsam ab, wird dem Betroffenen oftmals erst klar, wie sehr seine Welt auf den Kopf gestellt wurde. Um abzuklären, welche Unterstützung Betroffene oder deren Angehörige benötigen, bieten inzwischen viele Stellen auch eine Beratung durch Fachberater für Psychotraumatologie an. Unabhängig vom Träger wird jeder Ratsuchende beraten.

Die Fachberater für Psychotraumatologie verfügen über die notwendigen Kenntnisse, um hilfreiche Gespräche zu führen und eine Reaktivierung von Erinnerungsbildern zu vermeiden. Sie können fachgerecht beraten und diagnostizieren, ob eine Psychotherapie notwendig ist oder nicht. Sie unterstützen so den natürlichen Verlauf der Bewältigung von Beginn an. Die Fachberatung ist keine therapeutische Leistung, reicht aber in einigen Fällen bereits aus. In anderen Fällen kann der Fachberater prüfen, ob eine stationäre oder ambulante Traumatherapie hilfreich und sinnvoll ist. Gemeinsam mit den Betroffenen kann er die Wartezeit auf einen Therapieplatz überbrücken.

## Der Weiße Ring

Der Weiße Ring ist eine Hilfsorganisation, die sich ausschließlich für Opfer von Kriminalität und Gewalt einsetzt. Auch diese Institution verfügt deutschlandweit über qualifizierte Berater und setzt sich sowohl für unmittelbar Betroffene als auch deren Angehörige ein, sofern eine Straftat zur Traumatisierung geführt hat. Die Berater bieten aktiv Hilfe an, solange diese benötigt wird. Sie übernehmen eine Art Lotsenfunktion, informieren und unterstützen bei Behördengängen. Unter folgender Telefonnummer können sich Betroffene bundesweit und kostenlos am Opfer-Telefon Hilfe holen: 116 006.

## Der VOD

Falls Sie Opfer eines Verkehrsunfalls geworden sind oder Angehöriger eines Betroffenen, Zeuge oder Helfer sind, ist die Verkehrsunfall-Opferhilfe-Deutschland e. V. (VOD) ein möglicher Ansprechpartner. Die VOD vermittelt Kontakte zu Kooperationspartnern, die sowohl traumasensible Beratungen durchführen als auch Informationen für den nachgeordneten Prozess (z. B. Auseinandersetzung mit Versicherungen, wichtige Informationen) bieten. Die Beratungen und Informationen sind kostenfrei.

# Traumatherapie

Psychologische Psychotherapeuten und ärztliche Psychotherapeuten mit fachlicher Qualifikation für die Behandlung von Traumafolgen sind Anlaufstellen sowohl für die diagnostische Abklärung als auch für eine mögliche Traumatherapie.

Psychotherapeuten bieten sogenannte psychotherapeutische Sprechstunden an, die in erster Linie zur Abklärung dienen, ob eine Beratung, Psychotherapie oder ein anderes Hilfsangebot notwendig ist. In der Sprechstunde kann auch gemeinsam überlegt werden, ob gegebenenfalls eine stationäre Traumatherapie hilfreich und sinnvoll ist. Dieses Sprechstundenangebot sollte zeitnah möglich sein. Die Kosten hierfür übernimmt die gesetzliche Krankenkasse. Sofern Sie über eine Beihilfe verfügen oder privat krankenversichert sind und eine Psychotherapie als Leistung in Ihrem Vertrag aufgeführt ist, findet die Abklärung im Rahmen von Probesitzungen statt.

## Traumadiagnostik

Erst die Diagnostik, dann die Therapie! Das gilt auch für die Therapie von traumatisierten Menschen. Da traumatisierende Erlebnisse Körper und Psyche betreffen, dürfen körperliche Beschwerden oder sogar Verletzungen nicht übergangen werden. Wie der diagnostische Prozess im Einzelnen abläuft, hängt auch mit der therapeutischen Methode zusammen. Auf jeden Fall wird der Therapeut Ihre Lebensgeschichte erfragen, um die traumatisierende Erfahrung einordnen zu können. Dies kann mittels eines Fragebogens oder im persönlichen Gespräch geschehen. Es kann sein, dass Sie weitere Fragebögen ausgehändigt bekommen mit der Bitte, diese auszufüllen. Inzwischen gibt es einige Fragebögen, die speziell auf das Thema Trauma ausgelegt sind. Andere Fragebögen erfassen eher Ihre Bewältigungsstrategien und Ängste sowie die depressiven Traumafolgen oder auch dissoziativen Anteile am traumatischen Geschehen.

Andere Therapeuten wiederum verzichten weitgehend auf Fragebögen und erfassen lediglich Ihre lebensgeschichtlichen Daten per Fragebogen. Beide Vorgehensweisen haben Vor- und Nachteile. So können Fragebögen auch Auslösereize beinhalten, die Betroffene wieder näher an das traumatisierende Geschehen bringen. Andererseits wird beim biografischen Gespräch wichtiges Material nicht immer gleich erwähnt und damit erfasst. Sollte das Ausfüllen Nachhallbilder oder andere Beschwerden auslösen, besprechen Sie mit Ihrem Therapeuten ein alternatives Verfahren.

Falls Sie sich für eine ambulante Psychotherapie – eine Traumatherapie – entscheiden, stehen Sie vor der Wahl einer geeigneten Methode. Die gesetzlichen Krankenkassen finanzieren sogenannte Richtlinientherapien, zu denen verschiedene Methoden der Verhaltenstherapie, die systemische Psychotherapie, die Tiefenpsychologische Psychotherapie und die Psychoanalyse zählen.

Entscheidend für Ihre Wahl sollte sein, dass der Therapeut zusätzlich zur Ausbildung in einem anerkannten Therapieverfahren über Kenntnisse und Erfahrungen in der Psychotraumatologie verfügt, hierzu zählen zum Beispiel Eye Movement Desensitization and Reprocessing (EMDR) und Psychodynamisch Imaginative Traumatherapie (PITT) sowie Somatic Experience (SE). Das Wichtigste ist allerdings, dass Sie das Gefühl haben, diesem Therapeuten vertrauen zu können.

Eine traumatisierende Erfahrung erschüttert das Bild von sich selbst und der Welt. Eine Traumatherapie in Anspruch zu nehmen bedeutet, sich dem Therapeuten ganz zu öffnen, das heißt, auch über Fantasien, Gedanken und Gefühle zu sprechen, die Ihnen peinlich sind und für die Sie sich schämen. Das geht nur, wenn Sie in den Probesitzungen für sich klären konnten, ob die Chemie zwischen Ihnen und dem Therapeuten stimmt.

Haben Sie »Ihren« Therapeuten gefunden und sich gemeinsam für die Therapie entschieden, stellt er bei Ihrer Krankenkasse/Beihilfe/privaten Krankenversicherung einen Antrag auf Kostenübernahme. Für gesetzlich versicherte Patienten entstehen sonst keine Behandlungskosten. Auch private Versicherungen und die Beihilfe übernehmen die Kosten für eine Traumatherapie, sofern durch einen Gutachter die Notwendigkeit der Kostenübernahme bestätigt wurde und die Psychotherapie Teil Ihres Versicherungsvertrages ist.

## Traumaambulanz

In größeren Städten ist die Versorgung von Traumaopfern manchmal über sogenannte Traumaambulanzen möglich. Dabei handelt es sich um Beratungsstellen, die an große Kliniken – meist Psychiatrische Kliniken – angeschlossen sind. Diese Traumaambulanzen haben den Vorteil, dass sie rund um die Uhr besetzt sind. Dort sind unter Umständen auch Therapieangebote möglich. Die Finanzierung erfolgt ähnlich wie in den ambulanten Praxen von niedergelassenen Psychotherapeuten.

# Verkehrsunfall auf der Autobahn: ein Beispiel

Das folgende Beispiel soll Verlauf und Bewältigungsprozess eines singulären oder Monotraumas zusammenfassend verdeutlichen. Die Beschreibung der traumatisierenden Erfahrung ist auf die wichtigsten Informationen beschränkt. Details zur Situation, zu den Verletzungen und deren Ausmaß sind bewusst weggelassen, um betroffenen Lesern nicht zu viele Auslösereize zuzumuten.

> Herr Meier, 43 Jahre alt, verheiratet und Familienvater von zwei Kindern im Schulalter, arbeitet im Büro und fährt täglich über die Autobahn zur Arbeit in die Nachbarstadt. Eines Tages wird er auf der Hinfahrt Zeuge eines schweren Autounfalls.
>
> Es ist 5:30 Uhr, als Herr Meier im November wie gewohnt zur Arbeit fährt. In der Nacht gab es den ersten Bodenfrost. Als Herr Meier auf die Autobahn fährt, erscheint noch alles wie an jedem anderen Tag. Es ist noch dämmerig und an manchen Stellen etwas diesig. Wie so oft ärgert er sich über die Raser, die ständig die Spur wechseln. Als er erneut von einem Fahrzeug mit hoher Geschwindigkeit überholt wird, kommt das Fahrzeug plötzlich ins Schleudern, dreht sich um die eigene Achse, prallt gegen die Leitplanke und bleibt schließlich auf der Beifahrerseite liegen. Durch die Drehung des Autos wird ein weiteres Fahrzeug auf der rechten Fahrspur beschädigt und heftig gegen die Leitplanke auf der rechten Fahrbahnseite geschleudert. Das dahinter fahrende Auto kann auf der gefrorenen Straße nicht mehr rechtzeitig bremsen und fährt in den betroffenen PKW. Herr Meier befindet sich im Fahrzeug unmittelbar dahinter. Er ist – auf-

grund der Bodenfrostwarnung – vorsichtig gefahren und hat den Abstand eingehalten. Trotzdem verschlägt ihm die Situation den Atem. Er hält die Luft an, denkt: »Das war's jetzt!« Es gelingt ihm gerade noch rechtzeitig, seinen PKW zu stoppen.

Obwohl Herr Meier seinen Wagen rechtzeitig zum Halten bringt, sitzt er für eine Weile wie versteinert da und hält das Lenkrad mit beiden Händen fest. Es herrscht eine unheimliche Stille. Die Zeit scheint stillzustehen. Er kann nicht begreifen, was da gerade geschehen ist. Ohne es zu merken, hat er das Warnblicklicht eingeschaltet. Er weiß nicht, wie lange er so dagesessen hat, bis er sich abschnallt und die Türe seines Wagens öffnet.

Das traumatisierende Ereignis ist gerade geschehen und Herr Meier befindet sich in der akuten Situation. Er ist im Schock und erstarrt. Die Zeitwahrnehmung ist ausgeschaltet, das Geschehene erscheint ihm unwirklich. Auch das, was um ihn herum passiert, nimmt er nicht richtig wahr. Er hat »abgeschaltet«.

Nach einer Weile löst er sich aus der Erstarrung und das Ohnmachtsgefühl lässt nach. Jetzt findet Herr Meier sich in einem »Funktionszustand« wieder. In dieser Verfassung ist es ihm möglich, sich mit den anderen Helfern um die Verletzten zu kümmern.

Etwa zeitgleich steigt ein Paar (Frau Y, Herr Z) aus seinem Wagen, das hinter dem Unfallverursacher gefahren ist. Alle drei laufen zu den am Unfall beteiligten Fahrzeugen.

Herr Z benachrichtigt schon auf dem Weg zu den Verunfallten über sein Mobiltelefon Polizei und Rettungsdienst. In einem der betroffenen Wagen sitzt ein älterer Herr, der im Gesicht stark blutet und am ganzen Körper zittert. Es stellt sich heraus, dass Frau Y von Beruf Pflegefachkraft ist. Sofort kümmert sie sich um den älteren Herrn, während sich Herr Meier und Herr Z dem Unfallverursacher und einem weiteren am Unfall beteiligten Fahrzeug zuwenden. Der Fahrer des Wagens, der nicht mehr rechtzeitig zum Stehen kam und gegen die Leitplanke geschleudert wurde, ist schwer verletzt, aber ansprechbar. Die Fahrertür lässt sich nicht öffnen. Herr Z informiert den Verletzten, dass der Rettungswagen unterwegs sei, und wendet sich dann dem Unfallauto zu.

Der Unfallwagen liegt auf der Beifahrerseite, sodass die beiden Helfer nur schwer ins Auto hineinsehen können. Sie müssen um den Wagen herum und vom Mittelstreifen aus auf das Fahrzeug klettern, um ins Wageninnere sehen zu können: Der Fahrer hängt sehr merkwürdig in seinem Gurt, blutet und reagiert nicht auf Ansprache. Im Wageninneren bietet sich ein Bild der Verwüstung: Überall im Auto und auf dem Körper des Verletzten sind die Glassplitter der Frontscheibe verteilt. Das Ausmaß der Verletzungen ist nicht ersichtlich. Sein Stöhnen und die Atemgeräusche signalisieren, dass er lebt. Die beiden Helfer bemühen sich, ohne viel zu sprechen, an die verletzte Person heranzukommen. Sie haben gar nicht bemerkt, dass ein weiterer Fahrer angehalten und den Unfallort mit Warnzeichen gesichert hat. Auch seine Frage, ob er helfen könne und ob Polizei und Rettungswagen schon benachrichtigt seien, bekommen sie nicht mit. Genauso wenig nehmen sie das Hupen der nachfolgenden Fahrzeuge oder die Schaulustigen wahr.

Der Funktionsmodus verhindert, dass die Helfer ihre Umgebung wahrnehmen. Sie haben eine eingeschränkte und verzerrte Wahrnehmung. In erster Linie reagieren sie auf das, was sie gerade tun. Sie funktionieren.

Die beiden Männer möchten den Verletzten aus dem Wagen bergen, kommen aber nicht nah genug an ihn heran. Herr Meier räumt mit bloßen Händen die Scherben beiseite und versucht, den Gurt zu lösen. Wortlos und abwechselnd versuchen die beiden Helfer dem Fahrer zu helfen, jedoch ohne Erfolg. Bis zum Ertönen der Martinshörner von Rettungswagen und Polizei verstreicht in Herrn Meiers Empfinden eine Ewigkeit.

Schnell ist klar, dass zur Bergung des Verletzten aus seinem Wagen die Feuerwehr nötig ist. Notarzt und Rettungssanitäter versorgen die Verletzten, soweit es geht. Herr Meier und Herr Z werden von den Polizisten zur Seite genommen und zum Unfallhergang sachlich befragt. Erst durch die Nachfrage eines Beamten erinnert sich Herr Meier, dass noch Frau Y dabei war. Ihre Anwesenheit war ihm über die Versuche, das Unfallopfer zu retten, ganz entfallen. Frau Y, die den älteren Herrn zum Rettungswagen begleitet hat, kommt erst anschließend zur Befragung dazu.

Das sachliche Nachfragen der Polizisten ist hilfreich und nennt sich Stabilisierung durch sachliche Distanz. Dadurch wird Herr Meier in das Hier und Jetzt zurückgeholt. Er kann sich so wieder an die anderen Helfer erinnern, den Funktionsmodus verlassen und sein Handeln kontrollieren. Das Gefühl, selbst etwas zu bestimmen und wirksam zu sein, wie aufklärend zu berichten, was er beobachtet hat, stabilisiert ihn.

Nachdem alle Unfallopfer im Rettungswagen versorgt wurden, überprüft einer der Rettungssanitäter, ob die Helfer selbst keinerlei Verletzungen erlitten haben.

Auch der Rettungssanitäter stabilisiert durch seine Nachfrage die Helfer. Er informiert sie über mögliche gesundheitliche Folgen im Sinne einer kurzen Traumafachberatung oder Psychoedukation.

Der Sanitäter klärt die Helfer darüber auf, dass sie jetzt besonders gut auf sich achtgeben sollten, da sie die Aufregung vielleicht erst verzögert spüren könnten. Alle bestätigen, dass es ihnen gutgehe, niemand befürchtet Schlimmeres.

Herr Meier steigt schließlich in sein Fahrzeug und greift nach seinem Telefon, um in der Firma Bescheid zu geben, dass er sich verspäte. Er sitzt kaum, als er auch schon bemerkt, dass er sein Handy kaum halten kann. Seine Hände zittern so sehr, dass es ihm nur mit Schwierigkeit gelingt, die Firmennummer zu wählen. Er hat das Gefühl, gleich ohnmächtig zu werden. Kalter Schweiß breitet sich auf seiner Stirn aus, die Tränen laufen ihm, ohne dass er etwas dagegen machen könnte, übers Gesicht. Er öffnet das Fenster für frische Luft von draußen. Im Nachhinein weiß er nicht, wie lange er so dagesessen hat und ob er wirklich ohnmächtig geworden ist.

Herr Meier sitzt alleine in seinem Auto. Der akute Stress klingt ab, die Verletzten sind versorgt. Endlich kommt er zur Ruhe, das Stresssystem baut sich ab, sodass er sich nicht länger im Funktionsmodus befindet. Eigentlich könnte er nach Hause fahren, die Verletzten sind versorgt, seine Hilfe ist nicht mehr vonnöten, aber jetzt reagiert sein Körper auf die extreme Anspannung. Die Ohnmacht, dem Verletzten nicht helfen zu können, und die Angst, selbst sterben zu können (»Jetzt ist alles vorbei!«), sind für Herrn Meier nun körperlich spürbar, und zwar in Form eines Kontrollverlustes über den eigenen Körper. Das Zeitgefühl ist verschwunden. Herr Meier hat »abgeschaltet«.

*Wichtig: Es handelt sich um eine normale Reaktion nach einer extremen Belastung.*

Ein Polizist beobachtet Herrn Meier, während er die Scherben von der Straße fegt. Er geht zum Wagen, um sich nach seinem Befinden zu erkunden. Herr Meier sei ganz blass im Gesicht, bemerkt der Polizist und bittet ihn, kurz auszusteigen und mit ihm ein paar Schritte zu gehen. Durch die Bewegung und die Aufmerksamkeit des Polizisten fühlt sich Herr Meier so gut und bestärkt, dass er anschließend zur Arbeit fahren kann. Auf der Fahrt fällt ihm auf, dass ihm das Zittern noch immer »in den Knochen sitzt«. Er fährt sehr langsam und vorsichtig und ist froh, als er seinen Wagen endlich auf seinem Firmenparkplatz abstellt.

Die Anwesenheit und Ansprache des Polizisten durchbricht das Gefühl Herrn Meiers, alleine zu sein. Er kann sich zeitlich wieder orientieren. Die Bewegung ist hilfreich, weil sie den Abbau der körperlichen Anspannung erleichtert. Herr Meier kann wieder auf seine vertraute Alltagsstruktur zurückgreifen. Angst und Ohnmacht sind aber weiterhin spürbar, obwohl die äußere Situation keinen Anlass mehr gibt.

Im Büro begrüßt ihn die Sekretärin besorgt. Sie erkundigt sich, was passiert sei und wie es ihm gehe. Neugierde und Anteilnahme veranlassen sie dazu, nach Details zu fragen. Außerdem macht sie ihn darauf aufmerksam, dass seine Kleidung verschmutzt und zerrissen sei. Erst jetzt nimmt Herr Meier wahr, dass er sich wahrscheinlich bei dem Versuch, den Verletzten über die Frontscheibe zu erreichen, das Hemd zerrissen hat. Er selbst hat auch einen kleinen blutenden Kratzer am Arm. Bilder vom Unfall tauchen wie Blitze vor seinem geistigen Auge auf. Herr Meier muss sich bemühen, seinen Ärger bezüglich des Nachfragens zu unterdrücken. Erneut taucht das Gefühl auf, ohnmächtig zu werden. Der anschließende Kaffee und fachliche Fragen der Kollegen lassen das Gefühl wieder verschwinden. Daraufhin kann Herr Meier in seine Arbeit eintauchen und seine Aufgaben hinreichend gut erledigen. Im Laufe des Tages stellt er fest, dass sich die Erinnerungen an den Unfall immer wieder in seine Gedanken schieben, sodass er seine Arbeit unterbrechen muss. Manchmal sind es eher die Bilder/Intrusionen, die seine Konzentration beeinträchtigen, manchmal läuft das ganze Geschehen wie ein Film vor ihm ab.

Die Anteilnahme der Sekretärin erlebt Herr Meier zwar einerseits als wohlwollend, gleichzeitig löst sie durch ihre Detailfragen vermehrt Erinnerungen an den Unfall aus. Das Nachfragen ist gut gemeint, aber in diesem Fall nicht wirklich hilfreich, denn Herr Meier kann sich in der Schockphase nur schwer schützen. Er befindet sich noch im Überlebensmodus. Er spürt den Ärger über die Fragen, kann diesen jedoch noch nicht artikulieren.

Im Gegensatz dazu helfen ihm die Fachgespräche mit den Kollegen, die Distanz zum Erlebten wiederherzustellen. Der vertraute Alltag stabilisiert Herrn Meier. Die Verarbeitung in »Pendelbewegung« hat begonnen: Herr Meier nähert sich in Gedanken dem Ereignis (Antwort geben) und distanziert sich dann (Antworten einstellen) wieder von ihm.

> Als sich Herr Meier nach Feierabend auf den Nachhauseweg machen möchte, überkommt ihn erneut das Ohnmachtsgefühl. Wieder verharrt er wie erstarrt eine Weile in seinem Auto, das noch immer auf dem Parkplatz steht.

Wie schon am Morgen nach dem Unfall sitzt Herr Meier alleine im Auto. Die Situation wirkt wie ein Auslösereiz, ein Trigger. Er erlebt die Situation nach Feierabend so, wie er sie unmittelbar nach dem Unfall erlebt hat. Nach seinem Empfinden sitzt er gerade im Auto, als der Unfall geschehen ist. Die Realität – Feierabend und er will nach Hause fahren – ist in diesem Augenblick für ihn nicht erlebbar. Seine Wahrnehmung der aktuellen Situation ist noch verzerrt.

> Ein Kollege, der sein Auto neben Herrn Meier geparkt hat, klopft ans Fenster und wünscht ihm einen schönen Feierabend. Die Anrede des Kollegen löst seine Erstarrung.

Wie bereits in den vorherigen Situationen reagiert Herr Meier sehr schnell, wenn er von vertrauten Personen normal auf alltägliche Dinge angesprochen wird. Er verfügt über ein gutes

Repertoire an Bewältigungsmöglichkeiten, wenn er in der Lage ist, auf diese Ansprachen zu antworten. Die guten Wünsche können ihn zeitlich verorten und somit stabilisieren.

*Wichtig: Vertrautes Verhalten aktiviert vertraute Reaktionen und ist hilfreich.*

Nachdem der Kollege gegangen ist, kann Herr Meier auch nach Hause fahren. Als er sich der Unfallstelle nähert, merkt er, wie er plötzlich langsamer wird. So als suche er nach etwas, schaut er auf die Gegenspur. Wieder wird ihm mulmig zu mute. Er fährt vorsichtig weiter und ist froh und erleichtert, als er zu Hause ankommt. Dort erzählt er seiner Frau, was er am frühen Morgen erlebt hat. Darüber freiwillig und ungezwungen sprechen zu können, fühlt sich gut und entlastend an. Aber nur solange, bis seine Frau interessiert nach Details zu fragen beginnt. Unruhe und Beklemmung überfallen ihn, rufen Erinnerungen an das Geschehen wach. Plötzlich kann er wieder die Geräusche während des Unfalls sowie das Sirenengeheule der Rettungs- und Polizeiwagen hören. Bilder tauchen erneut auf. Er wird zusehends unruhiger, gleichzeitig spürt er Ärger und Angst in sich aufsteigen, sodass er nicht länger auf die Fragen antwortete will. Sein einziger Wunsch ist, das Erlebte zu vergessen und zur Ruhe zu kommen.

Etwas erzählen im Sinne von »mit jemandem etwas teilen« kann in einer posttraumatischen Situation hilfreich sein, denn der Redner entscheidet selbstbestimmt, was er preisgeben möchte und was ihn zu sehr bedrängt. Er behält die Kontrolle über die Situation und fühlt sich nicht ausgeliefert. Hilfreich ist daher jemand, der zuhört.

Intensives – auch gut gemeintes – Nachfragen kann dagegen bedrängend wirken. Diese Bedrängnis kann als Auslösereiz wirken. Betroffene erleben sich dann wieder in der traumatisierenden Situation, denn die Intrusionen vermitteln das Gefühl, es passiere gerade wieder.

Nicht mehr zu antworten ist dann unter Umständen die einzige Möglichkeit für Betroffene, eine erneute Überflutung zu vermeiden und sich zu schützen. Es handelt sich nicht um Trotz, der Betroffene agiert nicht beleidigt oder meint das Schweigen als Abbruch der Beziehung. Aus diesem Grund sollten Helfer sehr behutsam vorgehen und Nachfragen oder Befragen besser vermeiden.

Erschöpft schläft Herr Meier ein, wacht jedoch bald wieder auf. Er hat von dem Unfall geträumt. Es fühlte sich so real an, als geschehe er gerade: die Geräusche beim Aufprall des Autos, das Schleudern auf der Straße, das Kippen des Wagens, der schließlich auf der Seite liegen bleibt, und die unheimliche Stille danach; dann die intensiven Bilder aus dem Wageninneren des Verletzten, das Stöhnen des Mannes, der ansonsten keinerlei Lebensreaktionen zeigt.

Gedanken kommen ihm: Wie mag es dem Mann gehen, hat er überlebt? Habe ich was falsch gemacht? Hätte ich mehr tun können?

Herr Meier findet keine Ruhe, keine Antworten. Nachdem er lange wach gelegen hat, schläft er wieder ein, bis er von seiner Frau geweckt wird, weil er im Traum irgendwas gerufen und sich unruhig hin und her gewälzt hat.

Im Schlaf wird unser Abwehrsystem »heruntergefahren«. Bei Herrn Meier führt das traumabedingt dazu, dass Bilder und andere Sinneswahrnehmungen des belastenden Tages einen ungebremsten Zugang zum Wiedererleben haben. Als Intrusion taucht das Unfallgeschehen im Schlaf mit allen Folgen wieder auf. Die geschwächte Abwehr erschwert es, den Albtraum als Intrusion zu erkennen. Der Albtraum fühlt sich sehr real an, so als wiederhole sich der Unfall gerade.

Bei Herrn Meier hat das Schlafstörungen mit Rufen und Unruhe zur Folge. Der Schlaf ist dann gestört, kurz und wenig erholsam.

Unausgeschlafen entscheidet sich Herr Meier am anderen Morgen, dem Rat des Polizisten zu folgen und zum Hausarzt zu gehen. Dieser empfiehlt ihm, an diesem Tag nicht zur Arbeit zu fahren, sondern sich auszuruhen und den Tag mit Dingen zu füllen, die ihm Freude machen und ihn ablenken.

Die intrusiven Bilder tauchen zwar weiterhin auf, verschwinden aber wieder. Zur Freude der Kinder, den Vater an einem Wochentag zu Hause anzutreffen und mit ihm spielen zu können, nimmt sich Herr Meier eine Auszeit. Seine Frau hat verstanden, dass ihr Nachfragen nicht hilfreich war. Gemeinsam besprechen sie, welche Möglichkeit es gibt, einerseits die Neugier und das Interesse, was dem Partner geschehen ist, zu befriedigen und andererseits dem Selbstschutz des Partners gerecht zu werden, insbesondere, da auch Frau Meier durch die Unruhe und die Albträume ihres Mannes während der Nacht gestört wurde.

Nach einer weiteren Nacht mit Albträumen und Schlafunterbrechungen entscheidet sich Herr Meier, wieder in seinen gewohnten Alltag zurückzukehren. Das lenkt ihn besser ab, als den Tag alleine zu Hause zu verbringen. Als er sich ins Auto setzt, ist das mulmige Gefühl und die Angst, ohnmächtig zu werden, wieder da. Er spürt ein Zittern und überlegt kurz, ob er eine andere Route zur Arbeit nehmen solle. Schließlich entscheidet er sich doch für die Autobahn, sodass sein Weg unweigerlich an der Unfallstelle vorbeiführt. Ohne es zu merken, senkt Herr Meier in der Nähe der Unfallstelle die Geschwindigkeit. Er schaut sich nach allen Seiten um. Nichts geschieht. Als er vorbeigefahren ist, atmet er tief durch. Die Bilder, die jetzt vom Unfalltag auftauchen, sind etwas abgemildert. Er erinnert sich an das Paar, das sofort zur Stelle war und – wie er – ohne zu zögern geholfen hat. Wieder steigen die Gedanken auf: Ob er wohl alles richtig gemacht hat? Ob es den beiden ähnlich geht wie ihm? Er kennt sie ja nicht, nicht einmal ihren Namen, sie haben einfach gehandelt, ohne lange zu reden. Er denkt: Hoffentlich hat der Fahrer überlebt und lernt aus seinen Fehlern.

Der körperliche Stress hat etwas nachgelassen. Intrusionen als Bilder und Geräusche sind weiterhin vorhanden, aber Herr Meier erinnert sich auch wieder an Details des Unfallhergangs. Vor allem beschäftigt es ihn, dass es ihm nicht gelungen ist, den Verletzten aus dem Auto zu befreien. Kurzfristige Selbstzweifel und die Angst, dem Verletzten hilflos beim Sterben zusehen zu müssen, stellen sich wieder ein.

> Herr Meier ist froh, wieder in seinem Büro zu sein. Der Arbeitstag verläuft wie gewohnt ohne größere Probleme. Zwischendurch fällt ihm auf, dass die Bilder vom Unfall immer wieder aufblitzen und seine Konzentration beeinträchtigen. Arbeiten, die er bisher relativ zügig erledigt hat, dauern jetzt länger. Insgeheim fragt er sich, ob diese Flashbacks jemals verschwinden. Die Sekretärin beschwert sich, dass er nicht so prompt reagiere wie sonst und manchmal abwesend wirke.

Herr Meier befindet sich bereits in der Bewältigungsphase. Die Konzentrationsprobleme und Flashbacks verdeutlichen, dass das Erlebte noch nachwirkt. Sie wechseln sich aber mit Momenten ab, in denen Herr Meier die an ihn gestellten Anforderungen wie gewohnt erfüllen kann. Er pendelt zwischen Wiedererleben und Weiterleben.

> Auf der Heimfahrt gerät er auf der Autobahn in einen Stau. Gleich kommt ihm der Gedanke: Ob sich wieder ein Unfall ereignet hat? Er wird unruhig und ihm ist mulmig zumute. Als sich der Stau auflöst, spürt er Erleichterung. Seine bisherigen guten Erfahrungen bestätigen sich: Nicht jeder Stau wird zwangsläufig durch einen Unfall verursacht.

Unregelmäßigkeiten wie der Stau lassen Herrn Meier zuerst an den Unfall denken. Die Erfahrung oder Überprüfung, es gibt auch ohne Unfall einen Stau, bringt sein Weltbild wieder in gewohnte Ordnung.

Dennoch träumt Herr Meier noch einige Wochen lang von dem Unfall. Die Bilder und Geräusche werden aber von Nacht zu Nacht blasser. Inzwischen hat er aus der Zeitung erfahren, dass der Fahrer schwer verletzt überlebt hat und die anderen Verletzten wieder aus dem Krankenhaus entlassen wurden. Trotz des Ärgers über die Raserei hat ihn diese Information beruhigt.

Erledigt hat sich das Erlebnis damit aber noch nicht. In einem Schreiben der Polizei bittet man ihn, für eine Zeugenaussage aufs Kommissariat zu kommen. Herr Meier spürt leichten Ärger und ein Gefühl, der Aufforderung eigentlich nicht nachkommen zu wollen.

Der Polizist, der die Zeugenaufnahme aufnimmt, war nicht am Unfallort, kennt aber den Hergang aus den Akten. Schon beim Erzählen merkt Herr Meier, dass er den Unfall am liebsten vergessen möchte. Bei Detailfragen des Polizisten fällt ihm auf, dass er manche Fragen nicht beantworten kann, während andere Augenblicke umso präsenter sind. Das Bild des bewusstlosen Mannes hat er plötzlich wieder klar vor Augen, sodass er das Gefühl hat, auch detailliert die Verletzungen schildern zu können. Genaueres über die Zeitspanne vom Geschehen bis zur Meldung des Unfalls oder andere Kleinigkeiten kann er allerdings nicht angeben. Er ist verwundert über seine Erinnerungslücken, weil er eigentlich davon ausgegangen ist, die Aussage rasch und ohne Zögern machen zu können. Bisher konnte er sich stets auf sein gutes Gedächtnis verlassen. Er hat gehofft, das Kommissariat zügig wieder verlassen zu können. Das Ganze verunsichert ihn doch etwas.

Die Zeugenaussage hat den natürlichen Verarbeitungsprozess gestört. Durch sie wird Herr Meier noch einmal mit dem Geschehen konfrontiert, obwohl er das Ganze lieber vergessen hätte.

Nach seiner Aussage wird Herr Meier über den weiteren Fortgang informiert. Er solle damit rechnen, seine Schilderungen vor Gericht wiederholen zu müssen.

Die Zeugenaussage hat noch einmal die Unfallsituation wachgerufen. Auch die letzten Wochen musste Herr Meier immer, wenn er auf der Autobahn an der Unfallstelle vorbeifuhr, noch einmal an das Geschehene denken. Die Bilder und andere Erinnerungsfetzen sind aber von Tag zu Tag weniger geworden, an ihre Stelle ist ein Gefühl von Dankbarkeit getreten, der Situation unbeschadet entkommen zu sein. Inzwischen ist er sich sicher, dass er am Unfallort alles getan hat, was er tun konnte. Sein Selbst- und Weltbild hat sich wieder reorganisiert und stabilisiert.

Beruflich findet er zu seiner alten Kreativität zurück. Sein Konzentrationsvermögen ist wie früher und morgens fühlt er sich ausgeruht, weil er nachts wieder durchschlafen kann, ohne von Albträumen geweckt zu werden. Dennoch hat sich in seinem Leben einiges verändert: Herr Meier fährt bedächtiger, er hat deutlich gespürt, wie schnell sich das Leben von einer Sekunde auf die andere komplett verändern kann.

Herr Meier verfügt über ein gutes soziales Netz und gute Resilienz (die Widerstandskraft gegen belastende Lebensereignisse). Er konnte das Erlebte mit wenig professioneller Unterstützung (Hausarzt) bewältigen und wird daher keine komplexe PTBS ausbilden.

# Ausblick

Jeder Mensch kann unerwartet ein Psychotrauma erleiden, davor ist niemand gefeit. Ein solches Erlebnis stellt die bisherige Erfahrungswelt auf den Kopf und lässt uns an Altvertrautem zweifeln.

So schwerwiegend ein Psychotrauma auch sein mag, ein traumatisierendes Erlebnis kann mit Unterstützung von informierten Helfern und der Bereitschaft, sich helfen zu lassen, gut überstanden werden. Hat man das Erlebnis bewältigen können, gelingt es, die traumatische Erfahrung als Teil der eigenen Lebensgeschichte wahrzunehmen und zu akzeptieren.

Die Erfahrung, eine schwerwiegende psychische Verletzung überlebt zu haben, ändert die Sicht auf das eigene Leben und die Welt nachhaltig. Dennoch kann man das belastende Erlebnis oft seelisch gestärkt hinter sich lassen und die Welt aus einer anderen Perspektive betrachten.

# Literatur


Braus, D. F. (2004). *Ein Blick ins Gehirn*. Stuttgart, New York: Thieme.

del Monte, D. (o. J.). Hirnwelten. http://www.damirdelmonte.de/ (26.01.2020).

del Monte, D. (2010). Psychotraumatologie. https://www.damirdelmonte.de/files/delmonte_psychotraumatologie.pdf (26.01.2020).

Dilling, H., Mombourt, W. & Schmidt, M. H. (2005). *Internationale Klassifikation psychischer Störungen. ICD-10 Kapitel V (F)*. Bern: Hans Huber.

Egle, U. T., Joraschky, P., Lampe, A., Seiffge-Krenke, I. & Cierpka, M. (2016). *Sexueller Missbrauch, Misshandlung, Vernachlässigung: Erkennung, Therapie und Prävention der Folgen früher Stresserfahrungen*. Stuttgart: Schattauer.

Fischer, G. & Riedesser, P. (2009). *Lehrbuch der Psychotraumatologie*. Stuttgart: UTB.

Hinckeldey, S. v. & Fischer, G. (2002). *Psychotraumatologie der Gedächtnisleistung: Diagnostik, Begutachtung und Therapie traumatischer Erinnerungen*. München, Basel: Reinhardt.

Khan, M. R. (1963). The concept of cumulative trauma. *Psychoanal. Study Child, 18*, 286–306.

Markowitsch, J. & Welzer, H. (2002). *Das autobiographische Gedächtnis*. Stuttgart: Klett-Cotta.

Schore, A. (2007). *Affektregulation und die Reorganisation des Selbst*. Stuttgart: Klett-Cotta.

Seidler, G. H., Freyberger, H. J. & Maerker, A. (Hrsg.). (2011). *Handbuch der Psychotraumatologie*. Stuttgart: Klett-Cotta.

Spitzer, C. & Freyberger, H. J. (2011). Dissoziative Störungen. In G. H. Seidler, H. J. Freyberger & A. Maerker (Hrsg.), *Handbuch der Psychotraumatologie* (S. 231–244). Stuttgart: Klett-Cotta.

Spitzer, C., Wibisono, D. & Freyberger, H. J. (2011). Theorien zum Verständnis von Dissoziationen. In G. H. Seidler, H. J. Freyberger & A. Maerker (Hrsg.), *Handbuch der Psychotraumatologie* (S. 22–37). Stuttgart: Klett-Cotta.

Wagner, F. (2011). Die Posttraumatische Belastungsstörung. In G. H. Seidler, H. J. Freyberger & A. Maerker (Hrsg.), *Handbuch der Psychotraumatologie* (S. 166–177). Stuttgart: Klett-Cotta.

Wittling, W. & Schweiger, E. (1993). Neuroendocrine brain asymmetry and physical complaints. *Neuropsychologia, 31*(6), 591–608. DOI: https://doi.org/10.1016/0028-3932(93)90054-4

Wöller, W. (2006). *Trauma und Persönlichkeitsstörungen*. Stuttgart, New York: Schattauer.

Steven Taylor

## Die Pandemie als psychologische Herausforderung

### Ansätze für ein psychosoziales Krisenmanagement

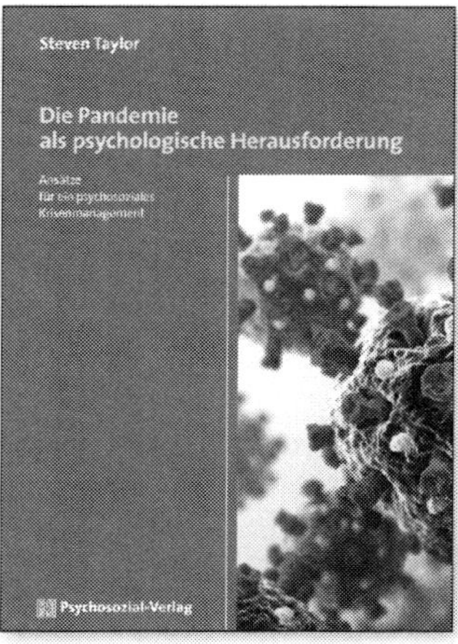


*2020 · 185 Seiten · Broschur*
*ISBN 978-3-8379-3035-1*

**»Eine wertvolle Grundlage für politische Entscheidungsträger.«**
*Dean McKay*

**»Ein umfassender Überblick über die psychologischen Zusammenhänge und Folgen von Pandemien.«**
*Bunmi O. Olatunji*

Schon lange vor dem neuartigen Coronavirus wurden Szenarien für die Bekämpfung von Pandemien entworfen. Psychologischen Faktoren und emotionalen Belastungen wurde dabei bemerkenswert wenig Aufmerksamkeit zuteil. Mit der Zielsetzung, diese psychosoziale Dimension stärker zu beleuchten, erschien im Herbst 2019 die englischsprachige Originalausgabe dieses Buches – nur wenige Wochen vor dem Ausbruch von COVID-19 im chinesischen Wuhan.

Auf der Grundlage der wissenschaftlichen Literatur zu früheren Pandemien untersucht Steven Taylor die psychologischen Folgen von Pandemien und ihrer Bekämpfung. Er verdeutlicht, dass die Psychologie bei der (Nicht-)Einhaltung von Abstandsregelungen und Hygieneempfehlungen sowie beim Umgang mit der pandemischen Bedrohung und den damit verbundenen Einschränkungen eine wichtige Rolle spielt. Anhand zahlreicher Fallberichte erörtert er die vielfältigen Reaktionen: weitverbreitete Ängste vor Ansteckung und wirtschaftlichem Ruin, Panikkäufe, Verschwörungstheorien, Rassismus, unangepasstes Verhalten sowie Abwehrreaktionen, aber auch die Zunahme von Altruismus.

Walltorstr. 10 · 35390 Gießen · Tel. 0641-969978-18 · Fax 0641-969978-19
bestellung@psychosozial-verlag.de · www.psychosozial-verlag.de

Mathias Hirsch

# Trauma

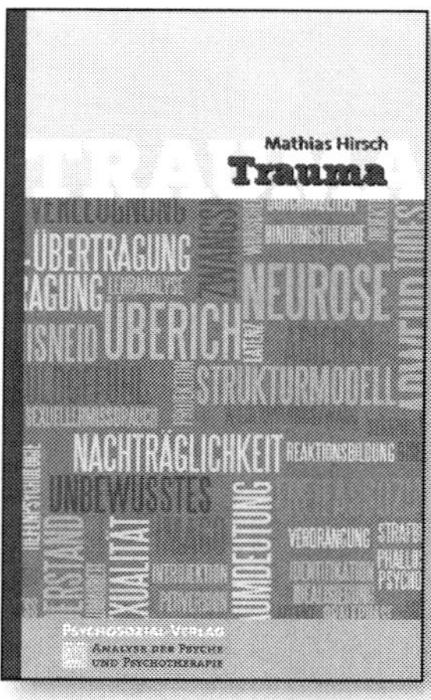

2011 · 138 Seiten · Broschur
ISBN 978-3-8379-2056-7

**Die Psychoanalyse begann als Traumatheorie, entwickelte sich zur Triebpsychologie und kann heute als Beziehungspsychologie verstanden werden, die (traumatisierende) Beziehungserfahrungen als Ursache schwerer psychischer Störungen sieht.**

Dabei dient die Internalisierung von Gewalterfahrungen eher der Bewältigung lang andauernder »komplexer« Beziehungstraumata, akute Extremtraumatisierungen haben hingegen Dissoziationen zur Folge. Während eine psychoanalytische Therapie »komplex« traumatisierter Patienten die therapeutische Beziehung ins Zentrum stellt und sich vielfältiger metaphorischer Mittel bedient, erfordern akute Extremtraumatisierungen, die zu Posttraumatic Stress Disorder führen können, ein verhaltensmodifizierendes, auch suggestives Vorgehen. Der Begriff »Trauma« sowie der Umgang mit Traumatisierung in der Therapie werden vorgestellt.